健康管理之体重管理

高修鹏　著

U0364557

中国农业出版社

北　京

前　言

我是一名教师，不是什么减肥专家。我成为减肥专家是因为工作需要：因为我现在带的学生，毕业后的就业方向是健身教练。他们需要的不仅仅是健身训练方法，还需要营养学知识、心理学知识、管理学知识、康复学知识等等。作为一名教师，知识储备量应像一片汪洋大海，随时向需求知识的小水滴传输知识。

这本书在书写的时候，内容更偏向于专业性一些，适合健身教练，健康管理师，或者是从事体重管理事业的人士使用。

在本书的第二章中，我主要介绍在减肥中用到的营养学知识，主要包括七大营养素的功能和食物来源，以及部分对减脂有功效的食物。

在本书的第三章中，我主要介绍在减肥中用的运动学知识。不同的运动项目，所产生的运动效果不同。这里介绍有不同运动项目的原理，适用人群，训练内容，训练计划等。这里能让你根据不同的人，设计出不同的个性化的运动方案。

在本书的第四章中，主要介绍体重与心理的关系，以及此书中最为重要的部分：制定个性化的减肥方案。此书针对减肥者的实施方案是从分析肥胖原因，改变肥胖者的认知，找到肥胖者感兴趣的点，然后制定计划，最后固化减肥者的行为。

在本书的第五章中，主要介绍人体的代谢过程，是减肥过程中根源的地方，不过内容有些枯燥。如果能掌握此章节，那么以后减肥路上将是一帆风顺！

在本书的其他章节，主要介绍常见的一些减肥方法和不同人群的体重控制方案。

　　本书如果有的内容在语言、概念和例子的运用上不够恰当，敬请专业人士批评指正。

　　关于体重管理的研究博大精深，其中的细节更是无穷无尽，此书不可能覆盖方方面面的内容。本书的主要目的，是带给大家一种正确的体重管理的理念。把这个理念融入到自己的生活中，从而成为更好的自己。在这个健康而理性的过程中，你一定能重新找到自己的快乐，远离饥饿和焦虑，享受更年轻、更健康、更幸福的生活。

　　我的微信号：18738180115，欢迎对体重管理有不同见解或疑问的朋友和我联系，相互交流，相互学习。

高修鹏

2020 年 7 月于家中

目 录

第一章　健康促进和体重控制概况

第一节　肥胖在全球的流行趋势

随着社会经济的迅速发展，人民生活水平相应提高，人们的生活饮食结构也发生了变化。同时，由于公众对于健康知识的缺乏，超重和肥胖日益成为影响人民群众生命健康的重要公共卫生问题之一，它将引起一系列健康、社会和心理问题。肥胖本身也是一种由不良的饮食习惯和生活习惯，以及环境和遗传等多因素引起的慢性代谢性疾病，是高血压、糖尿病、血脂异常、冠心病、心肌梗死、卒中、乳腺癌等多种疾病发生的主要因素，被世界卫生组织认定为影响健康的第五大危险因素，并且肥胖与这些非传染性疾病发病、死亡的增加呈现出正相关关系，因此，肥胖应该引起公众足够的重视。自第二次世界大战之后，超重和肥胖人群的数量在世界范围内已经到达一个惊人的数量。据世界卫生组织（WHO）统计，目前成年人中约有40％达到超重或肥胖。肥胖是指脂肪在体内过度堆积达到危险程度，造成人体器官和系统功能损伤，最终导致其他慢性疾病发生的一种疾病。肥胖的流行是目前全球经济发展以及人们不良生活方式造成的结果，肥胖的患病率不仅在发达国家较高，在发展中国家肥胖人数也在迅速增加，肥胖及肥胖引起的相关疾病已经成为全球性的公共卫生问题。

一、全球肥胖者现状

据世界卫生组织统计，全世界的肥胖成年人数量自1995年以来增加50％，截至2018年已达到3亿。据统计这些人中的三分之一来自发展中国家。世界卫生组织1996年建立起关于肥胖和肥胖的常用衡量标准身体质量指数的全球数据库。世界卫生组织称肥胖是如今最明显可见，也是人类所忽视的公共健康问题之一。

近年来，我国居民膳食状况明显改善，营养不良患病率显著下降，但随着生活方式和膳食结构的重要变化，慢性疾病对国民健康的重大影响愈加显现，成为个人健康、家庭幸福和社会稳定等方方面面的重要影响因素。癌症、心脑血管疾病等重大疾病已成为我国发病率、死亡率较高的疾病。高血压、糖尿病、血脂异常、超重、肥胖等是心脑血管疾病的致病原因，而体重与这些疾病、健康问题关系密切。慢性病防控的优先指标是控制体重指数（BMI）。

二、肥胖的流行病学

一直以来，在全球肥胖症的流行情况上存在不均衡性，表现在性别、年龄、文化、社会经济状况、种族、历史等因素对流行病学资料的影响。随着社会经济的发展，膳食结构的改变和体力活动的日渐减少，肥胖和超重情况，无论在发达国家还是在发展中国家，无论在成年人中还是在儿童中，都以惊人的速度增长。

据世界卫生组织（WHO）统计 1999 年全球 84 个国家的资料，全球肥胖的患病率为 8.2%。1988—1991 年的 NHANESⅢ 研究显示，按照 NCHS 标准，33.4% 的 20 岁以上美国成年人超重，在这一年龄群中，估计有 31.4% 的男性和 35.3% 的女性超重。此外资料还显示了肥胖与人种、性别、年龄、受教育程度之间的一些关联，以及超重比例的逐年增大趋势。2004 年英国肥胖率男女分别为 22.4% 和 23.2%，超重率分别为 43.9% 和 33.9%，1993—2004 年，超重率变化不大，但男女肥胖率分别增加了 9.5% 和 6.8%，同时 BMI 处于 20~25 千克/米^2 的人群男女分别下降了 10.6% 和 8.5%，最近 50 年英国肥胖和超重比例大大增加了。1987—1991 年荷兰肥胖的流行病学调查显示，不论男女肥胖比例随年龄增加而增加这一明显趋势，与受教育程度之间明显成反比关系。1991 年 Rolland、Cachera 等报道了在法国从出生到 87 岁 BMI 情况，按照 WHO 认可的超重标准，法国男性中的超重比例为 39%，女性为 26%，严重超重（30≤BMI≤39.9）在两性中均为 6%。1990—1991 年由意大利统计研究院（ISTAT）执行的意大利国家健康调查显示，15 岁以上意大利人中，超重情况依地区不同而不同，南部男性的超重比例为 42.1%，女性为 27.6%，而在西北地区，男性为 33.5%，女性为 20.7%。通观世界各国各地区的肥胖流行情况，欧美国家中肥胖较常见，其中美国肥胖问题最为突出,它所导致的疾病和死亡给国家带来很大损失。欧洲的情况稍好,其中东欧和英国肥胖问题较明显,荷兰等国家情况较好。在某些发展中国家肥胖比例正急剧升高,如加勒比地区、南美和东南亚等地。

亚太地区肥胖的流行情况与欧美比较,亚太地区肥胖和超重情况较好。1995年韩国的全国营养普查发现,按照1989年WHO认可的肥胖和超重标准,肥胖和超重率分别为1.5%和20.5%。泰国肥胖和超重率分别为4%和16%。Is-mail等1995年报道,在马来西亚,4.7%的男性和7.7%的女性属肥胖,并且显示女性肥胖者中种族间差异十分显著;城市肥胖较乡村要高。1998年Yoshiike等报道了日本1990—1994年的国家营养普查结果,发现属于肥胖范畴的人口低于3%,其中男性为1.9%,女性为2.9%,而有约24.3%的男性和20.2%的女性属于超重。报道同时指出,在过去的30年中,日本人的肥胖患病率无明显上升,目前仍相对较低,然而,农村男性超重者增加了2~4倍。

根据1992年我国全国营养调查材料显示,20~60岁成年人BMI≥25者占该人群的14.4%(城市24.6%,农村10.4%);BMI≥30者占1.5%(城市2.9%,农村1.0%)。国际生命科学学会中国办事处中国肥胖问题工作组数据汇总分析协作组对20世纪90年代的20~70岁24万人的调查材料分析,BMI在25~29.9者占22.4%,BMI≥30者占3.01%。1998年,王文绢等报道了实行于1995年7月至1997年6月的《中国成年人肥胖的流行特点研究》。采用WHO诊断标准,对我国11省(市)居住5年及5年以上的社区人群进行了调查,经1990年全国人口标化,11省(市)总的超重患病率为18.28%,肥胖患病率为2.48%,肥胖与性别、年龄之间的一些关联与多数报道一致,此外还显示出超重和肥胖与经济发展水平之间的相关性。男性的超重和肥胖患病率以北京最高,分别为32.58%和4.91%,四川最低,分别为13.00%和0.64%;女性则以山东最高,分别为29.89%和7.94%,超重以四川最低,为14.88%,肥胖以浙江最低,为1.36%。北方肥胖、超重患病率显著高于南方,不同抽样层地区比较,男性超重和肥胖患病率大城市高于中小城市,富裕县高于贫困县,城镇高于农村;女性则以直辖市最高,但中小城市超重患病率高于省会城市,贫困县城镇超重和肥胖患病率均高于富裕县城镇。按城市和农村分类,男性和女性的超重和肥胖患病率都显示城市高于农村。从整体上看，我国人群超重和肥胖症流行的发展阶段略晚于欧美发达国家。但是，根据世界卫生组织（WHO）超重和肥胖症分类标准来衡量，我国成人体重超重与肥胖症之比为 8：1，而欧美国家的比例已达 2：1 甚至接近 1：1。这意味着我国肥胖症发病率的潜在上升危险性很大。

三、肥胖与慢性非传染性疾病

（一）高血压

原发性高血压病是全球范围内的重大问题，能导致全身各主要脏器的严重损害，引起脑血管意外、冠心病、心力衰竭、肾功能不全等并发症。全世界约有 4 亿～5 亿高血压患者，我国高血压病患病人数已超过 1 亿，并以每年 500 万人的速度增加。体重超重、膳食高盐、中度以上饮酒是高血压病发病的三大危险因素。体重超重和肥胖作为原发性高血压病发病的重要危险因素之一，日益引起关注。肥胖者 11～15 年后约 60％发展为高血压，在大多数西方国家，肥胖者约占高血压患者的 65％～75％，肥胖导致高血压的比例估计为 30％～65％。大量包括流行病学调查在内的研究结果证实肥胖与高血压之间存在强相关性。1994 年美国国家健康与营养调查（NHANES）结果显示，在美国人群中体重指数（BMI）的增加与收缩压、舒张压和脉压的升高呈显著线性相关，应用回归模型校正了年龄相关的血压升高后，发现模型校正了年龄相关的男性中 BMI 每增加 1.7 千克/米^2 或腰围每增加 4.5 厘米、女性中 BMI 每增加 1.25 千克/米^2 或腰围每增加 2.5 厘米，收缩压相应升高 1 毫米汞柱。Framingham 研究显示在男性中 78％、女性中 65％的原发性高血压与肥胖有关。我国自 1990 年以来对共计 24 万成人进行了 13 项大规模流行病学调查，分析结果显示，BMI≥24 千克/米^2 者高血压的患病风险是体重正常者（BMI 18.5～23.9 千克/米^2）的 3～4 倍，BMI≥28 千克/米^2 的肥胖者 90％以上患有心血管或代谢系统疾病。男性腰围≥85 厘米、女性≥80 厘米者患高血压的风险约为腰围低于此界限者的 3.5 倍。

（二）Ⅱ型糖尿病

肥胖与Ⅱ型糖尿病均是与胰岛素抵抗相关的两种疾病，但并非所有的肥胖伴胰岛素抵抗的个体都会发生高血糖或糖尿病，估计有半数的肥胖患者发展为糖尿病。这是因为机体脂肪的过量贮存带来了脂肪降解的加强，脂肪降解的结果是产生大量的游离脂肪酸（FFAs），由腹部脂肪细胞进入门静脉系统。FFAs 的增加严重阻碍了肝脏摄取胰岛素，导致肝脏糖利用和糖原异生障碍。同时，肝脏摄取胰岛素的减少，直接导致循环胰岛素的浓度增加，进而导致胰岛素受体的表达下调，产生胰岛素抵抗。在胰岛素抵抗状态下，胰岛 B 细胞会代偿性增加胰岛素的分泌，来弥补胰岛素作用不足，以维持正常的血糖水平。如果胰岛素抵抗同时伴有胰岛素分泌缺陷，则会导致糖尿病的发生，所以胰岛 B 细胞的功能异常可能是联系肥胖和 II 型糖尿病的关键因素。

　　肥胖与 II 型糖尿病之间在流行病学上有非常密切的关系，肥胖是糖尿病的重要危险因素。美国糖尿病协会报告，轻度肥胖者患糖尿病的危险性上升 2 倍，中度肥胖者危险性上升 5 倍，而重度肥胖者危险性上升 10 倍。美国第 2 次全国健康与营养调查发现，超重者与正常体重比较（两组年龄相似）患糖尿病的危险性上升 2.9 倍，肥胖对较年轻（20～45 岁）人群危害更大，超重者患糖尿病的危险性是正常体重者的 3.8 倍。

　　最近的一些前瞻性研究进一步证实了这种关系。美国一项前瞻性研究表明：调整了年龄、家族史和吸烟后，BMI 在 25～26.9 的男性罹患糖尿病的危险性是 BMI 小于 23 者的 2.2 倍，随着 BMI 上升，危险性迅速上升，BMI 大于 35 的男性患糖尿病的危险性是 BMI 小于 23 者的 42.1 倍。女性前瞻性研究结果类似于男性，护士健康研究随访了 110 000 名女性 14 年，结果显示 BMI 小于 22，患糖尿病的相对危险度为 I，BMI 在 22～22.9，则患糖尿病的危险性上升 2.9 倍，当 BMI 大于 35 时，患糖尿病的相对危险度为 93.2。有报道，体重每增加 1 千克，发生糖尿病的风险增加大约 4.5%～9%。

　　罹患糖尿病的危险性不仅与 BMI 大小有关，还与体重增加有关。一项随访研究表明，调整进入队列时的 BMI、年龄、家族史和吸烟状况后，在随后的 5 年里增加 13.6 千克者患糖尿病的危险性是体重增加 4.5 千克者的 4.5 倍。肥胖时间长短也与罹患糖尿病的危险性有关，有研究发现，BMI 大于 30 超过 10 年者患糖尿病的危险性是 BMI 大于 30 少于 5 年者的 2 倍。腰臀比（WHR）与糖尿病的关系也很密切，但最近的研究发现腰围（WC）比 WHR 更能预示糖尿病的发生。

　　许多证据表明，减肥能预防或者延缓肥胖病人罹患糖尿病。护士健康研究项目发现，体重下降 5 千克以上的妇女降低了罹患糖尿病的危险性 50% 以上。糖耐量受损者（IGT）干预研究发现，干预组第1年体重平均下降了6千克，5年内保持体重下降2.0～3.3千克，而对照组体重上升了0.2～2.0千克，在第5年，对照组有29%发展成糖尿病，而干预组只有11%发展成糖尿病。

一项死亡率调查结果显示：超过理想体重20%～30%以及40%的肥胖的Ⅱ型糖尿病患者的死亡率比正常体重的Ⅱ型糖尿病患者高2.5～3.3倍和5.2～7.9倍。根据美国疾病控制中心的最新资料显示：Ⅱ型糖尿病的发病率在过去的30年间已经增加了3倍多，这其中主要归因于肥胖的流行。约97%的Ⅱ型糖尿病患者超重或肥胖。在中国也是如此，肥胖和糖尿病的发病人数逐年增多，并且发病年龄倾向年轻化。

（三）血脂异常

肥胖患者常有脂质代谢和脂蛋白水平异常，尤其是中心型肥胖患者。肥胖对脂蛋白水平有明显的影响。虽然体重指数与总胆固醇水平的关系不是十分密切，特别是老年肥胖患者，但是体重指数是甘油三酯、LDL－C和HDL－C水平的重要决定因子。体重指数与致动脉粥样硬化的甘油三酯和LDL－C水平有密切的正相关，而与有保护作用的HDL－C水平呈密切的负相关，且这些关系在女性和中心型肥胖患者中表现更为密切。研究表明，甘油三酯浓度与腰臀比呈正相关，HDL－C则与腰臀比呈负相关；体重增加时甘油三酯和LDL－C水平升高，而HDL－C水平降低；体重减轻时甘油三酯和LDL－C水平降低，而HDL－C水平升高，尤其是女性中心型肥胖患者，体重减轻可使异常脂蛋白明显改善，且比外周型肥胖患者更为显著。

脂肪组织的含量和分布与脂肪分解和脂蛋白代谢有关，肥胖可通过多方面影响脂质代谢。但肥胖患者脂质代谢异常的发生机制可能是通过胰岛素抵抗或高胰岛素血症来实现的。胰岛素抵抗与肝脏的极低密度LDL分泌过程的下调密切相关，由于LDL分泌过程的下调，可使肝脏产生过多的含载脂蛋白B的极低密度LDL微粒，从而产生一系列的脂蛋白水平异常。高胰岛素血症可慢性上调脂质生成和增加外周游离脂肪酸的浓度，加强外周游离脂肪酸流入肝脏，从而引起一系列的脂蛋白水平异常。

（四）冠心病

与冠心病发病有关的因素如左心室肥大、高血压、脂代谢及糖代谢紊乱在肥胖者中均有较高发生率。肥胖作为冠心病的重要危险因素已为大量流行病学调查所证实。Framingham 对 5 209 例人群 26 年的纵向调查研究表明，男女两性成年期的体重增长与冠心病及心血管病死亡独立相关，人群相对体重可预测与年龄、血脂、血压及糖代谢紊乱无关的冠心病及充血性心衰发生率，健康人群中最胖者疾病发生率比最瘦者高 2～2.4 倍，肥胖者更易提前罹患冠心病。Levy 等从 Framingham 心脏研究中选择无冠心病的 406 例平均 68 岁的男性及 735 例平均 69 岁的女性的老年人群，16 年随访研究资料多因素分析显示，左心室重量与冠心病发病率明显相关，经调整年龄、收缩压、吸烟状况及血脂后相关仍有显著性。瑞典的资料显示，体重指数及其他肥胖指标如腰围及腹部皮褶厚度均与 22 年随访冠心病发生率呈不同程度的显著相关关系。Zamboni 等对比研究了无高血压、心衰、糖尿病及其他营养障碍的 35 例经冠脉造影有冠脉狭窄者腹部 CT 脂肪面积与冠脉狭窄程度间的关系，发现有冠脉病变者，腹内内脏脂肪面积和腹内皮下脂肪面积比值均显著大于年龄和肥胖程度类似的无冠脉病变者，且与按冠脉记分评估的狭窄程度显著相关。

（五）动脉硬化与中风

中风及外周血管病危险性随体重、体重指数增大而增加已为人群流行病学调查所证实，超过理想体重 30% 的 70 岁以上女性，中风率为最瘦组的 4 倍。Larsson 等对 855 例男性及 1 462 例女性人群调查分析显示，13 年随访期间的中风及缺血性心脏病发生率及死亡率与 W/H 呈正相关关系；其间关系除与肥胖所伴随的危险因素如血压、血脂及血糖异常有关外，体重增长系独立危险因素。

（六）某些癌症

肥胖也是引发某些癌症的危险因素。根据流行病学调查研究资料表明，肥胖的男性较易罹患大肠、直肠和前列腺癌；肥胖的女性则易患子宫内膜、胆囊、子宫颈、卵巢及乳腺癌。

第二节　超重和肥胖的定义与引发因素

一、超重和肥胖的概述

肥胖（obesity）指机体长期的能量摄入超过能量消耗而引起能量平衡紊

乱，导致机体过多的能量以脂肪的形式储存，且脂肪的聚集可能引起人体生理功能出现异常或潜伏着诱发其他疾病的一种状态。

肥胖主要有单纯性肥胖和继发性肥胖两种类型。无内分泌疾病或找不出引起肥胖的特殊病因的肥胖症为单纯性肥胖症，是一种"与生活方式密切相关的，以过度营养、运动不足、行为偏差为特征的全身性脂肪过度增生的慢性病。"继发性肥胖主要指临床上继发于"神经—内分泌—代谢"紊乱基础上的肥胖病或遗传性疾病所致的肥胖。肥胖症患者的一般特点为体内脂肪细胞的体积和数量增加，体脂占体重的百分比（体脂％）异常增高，并在局部过多沉积。如果脂肪主要在腹壁和腹腔内积蓄过多，被称为"中心型"或"向心性"肥胖，则对代谢影响很大。中心性肥胖是多种慢性病的重要危险因素之一。

诊断是否肥胖的方法有很多，正常情况下，18 岁以上的男性体内脂肪量约占体重的 15％～18％，女性约为 20％～25％。此标准判断肥胖不会导致漏诊。但是，现在仍然没有价格低、能快速、准确地测定人体内的脂肪量的方法。

（一）标准体重

先按年龄或身高计算出标准体重，然后计算实测体重与标准体重之百分比，其值处于 90％～110％为正常范围，110％～120％诊断为过重，大于120％而无原因可寻，即可诊断为肥胖，但需要排除因肌肉发达和水分潴留所引起的体重增加。其分度标准是：120％～130％时称轻度肥胖，在 130％～150％之间称中度肥胖，大于 150％时称重度肥胖。对于小于 12 周岁的儿童标准体重计算公式如下：

1～6 个月体重(千克)＝出生体重(千克)＋月龄×0.7(千克)

7～12 个月体重(千克)＝出生体重(千克)＋4.2(千克)＋(月龄－6)×0.4(千克)

2～12 岁体重(千克)＝年龄×2(千克)＋8(千克)

对成人标准体重的计算，我国通常采用 Broca 改良公式：标准体重（千克)＝身高（厘米）－105

（二）体重指数

在实际工作中，用体重指数和腰围估计肥胖的程度是最实用的人体测量学指标。体重指数（body mass index，BMI），也称体质指数，算法是：

BMI(千克/米²)＝体重(千克)/身高²(米²)

但在具体应用时还应考虑到其局限性，如对肌肉发达的运动员或有水肿的病人，体重指数值可能过高估计其肥胖程度；老年人的肌肉组织与其脂肪组织相比，肌肉组织的减少较多，计算的体重指数值可能过低估计其肥胖程度；相等 BMI 值的女性的体脂百分含量一般大于男性。如有适当仪器条件时，同时测定体脂百分含量（体脂％）会有助于判断肥胖程度。世界卫生组织（WHO）对肥胖程序制订了体重指数界限值（表 1－1）。

表 1－1　WHO 制定的体重指数界限表分类

分类	BMI（千克/米²）
低体重	＜18.5
正常体重	18.5～24.9
超重	25～29.9
1级肥胖	30～34.9
2级肥胖	35～39.9
3级肥胖	＞40

世界卫生组织肥胖专家顾问组，针对亚太地区人群的体质及其与肥胖有关疾病的特点，在 2002 年也曾提出亚洲成年人在不同体重指数和腰围水平时，相关疾病发病危险度的界值，即体重指数在 23.0～24.9 为肥胖前期，大于 25 为肥胖，并建议各国应收集本国居民肥胖的流行病学以及疾病危险数据，以确定本国人群的体重指数的分类标准。但以上数据不适用于太平洋岛国的居民，这些人因体形高大、肌肉发达，需采用更高的切点来定义超重与肥胖（分别为 BMI≥26 和 32），但目前资料尚嫌不足，仅作为参考指标。

WHO 针对亚太地区人群提出的 BMI 界限值的依据并没有包括中国数据。因此国际生命科学学会中国办事处中国肥胖问题工作组根据对我国 13 项大规模流行病学调查，总计约 24 万成人的数据汇总分析了体重指数与相关疾病患病率的关系，提出对中国成人判断超重和肥胖程度的界限值，及结合腰围来判断相关疾病的危险度（表 1－2）。腰围（Waist Circumference，

WC）指腰部周径的长度，目前公认是衡量脂肪在腹部积蓄（即中心性肥胖）程度的最简单、实用的指标。在 BMI 并不太高的情况下，腹部脂肪增加（腰围大于界值）似乎是独立的危险性预测因素。同时使用腰围和体重指数可以更好地估计与多种相关慢性疾病的关系。

表 1-2　中国成人超重和肥胖的体重指数和腰围界限值与相关疾病①危险的关系

分类	体重指数（千克/米²）	腰围（厘米）		
		男：<85 女：<80	男：85~95 女：80~90	男：≥95 女：90
体重过低②	<18.5	—	—	—
体重正常	18.5~23.9	—	增加	高
超重	24~27.9	增加	高	极高
肥胖	≥28	高	极高	极高

注：①相关疾病指高血压、糖尿病、血脂异常和危险因素；②体重过低可能预示有其他健康问题。

（三）腰臀比

腰臀比（Waist hip ratio，WHR）是美国科研人员提出的一种简单有效的检测人体健康的方法，是在对身体不同部位的脂肪进行研究的基础上提出的，即腰围和臀围之比。测量腰围的方法是：被测者站立，双脚分开 25~30 厘米，体重均匀分配。将卷尺放在髋骨上部和胸腔下部中间的地方，这时候不要过分地吸气也不要过分地呼气，保持正常的呼吸状态，在贴身的衣服处测量。臀围则通过环绕臀部骨盆最突出点测定周径。WHO 建议在白种人中男性 WHR≥1.0、女性 WHR≥0.85 定为腹部肥胖。有研究表明男性 WHR0.86、女性 WHR0.82 为我国成年人肥胖的适宜切点。

亚洲人与欧洲人比较，在较低水平的 BMI 即有较高的 WHR，而我国人群特别是南方人，虽然高 BMI 者的数量不多，但实际上仍存在脂肪堆积和脂肪分布异常；另外，对于女性而言，身体中多余的脂肪通常储存在臀部和大腿。因此，WHR 作为向心性肥胖的衡量指标在我国肥胖症的预防、控制工作中尤为重要。

（四）体脂肪率判断法

首先用不同的实验方法如体密度法、同位素稀释法或超声波、生物电阻抗法、皮褶厚度法等计算出体脂肪率，再用下面的标准（表 1-3）进行判断。

表 1-3　日本肥胖学会判断肥胖标准

	轻度肥胖	中度肥胖	重度肥胖
男性（不分年龄）	20％以上	25％以上	30％以上
女性（6～14 岁）	25％以上	30％以上	35％以上
女性（15 岁以上）	30％以上	35％以上	40％以上

注：以上是日本肥胖学会的判断标准，在我国也可使用。

欧洲、美洲国家用体脂肪率判断肥胖的标准是如表 1-4 所示。

表 1-4　欧洲、美洲国家判断肥胖标准

	轻度肥胖	中度肥胖	重度肥胖
男性	12％～20％	21％～25％	＞25％
女性	20％～30％	31％～33％	＞33％

密度测量法是利用人体脂肪组织与非脂肪组织的密度不同通过水下称重和公式计算，得出体内脂肪含量。其优点是精确度高、重复性好，缺点是不能测局部体脂。

同位素稀释法测定同位素和非同位素物质用以估算人体水、脂肪及其他组分。此法技术难度高，价格高。

超声测量可从声像图上分辨脂肪组织的边界、厚度，与 CT 相关性好。此法无创、简便、价廉，可测总体脂及局部体脂。

生物电阻抗法（BLA）利用脂肪组织导电能力不如其他含电解质的组织，从身体导电性或电阻抗程度计算人体脂肪组织百分比。此法快速简便，适用于流行病学调查。

皮下脂肪厚度测量以手指将皮肤提起，测定皮肤两侧间的厚度，以此来评估皮下脂肪厚度（subcutaneous fat thickness），常用肩胛下肌、肱二头肌、肱三头肌、髂峭、上腹壁、脐下方等部位，目前倾向于多处测量取均值。

二、超重和肥胖的引发因素

肥胖是由遗传和环境因素共同作用形成，尤其以环境因素为重。目前绝大多数意见认为，遗传因素是肥胖发生的内在基础，而生活、饮食习惯等环境因素是肥胖发生的外部条件。

（一）遗传因素

人类单纯性肥胖的发病有一定的遗传背景。有研究认为，人与人之间25%～70%的差异是由遗传因素引起的。双亲中一方为肥胖，其子女肥胖率约为50%；双亲中双方均为肥胖，其子女肥胖率上升至80%。人类肥胖一般认为属多基因遗传，遗传在其发病中起着一个易发的作用。

肥胖患者往往都有家族史，并表现为家庭聚集性。多项配对病例对照研究表明父母 BMI 过大是子代发生肥胖的危险因素。目前已知至少有 24 种以肥胖为主要临床表现之一的孟德尔遗传病，包括 9 种常染色体显性遗传，10种常染色体隐性遗传和 5 种 X 染色体遗传病，如 Bardet - Biedl 综合征及 Prader - Willi 综合征等。近几年随着人类基因工程突飞猛进的发展，对肥胖相关基因的研究取得了突破性的进展。有研究表明肥胖基因（ob 基因）的突变可导致小鼠重度的遗传性肥胖和糖尿病，并证实人类 ob 基因 cDNA 编码区与小鼠和大鼠 ob 基因 cDNA 编码区 83% 同源。

应用分子生物学手段已陆续确认了 6 种单基因突变肥胖，分别是瘦素基因、瘦素受体基因、阿片黑色素皮质素原（POMC）基因、激素原转换酶-1基因、黑皮素受体 4 基因及过氧化物体增殖物激活的 γ 受体（PPAR - γ）基因突变肥胖。对这几种单基因突变所导致人类肥胖症的临床特点和分子生物学基础方面所进行的研究工作将有助于我们对肥胖和体脂分布异常的潜在机制进行深层次的研究。彻底地掌握体脂调节的分子机制将有助于人类更好的预防和治疗肥胖以及与肥胖相关的疾病。

（二）环境因素

1. 不合理膳食

不合理膳食指不符合平衡膳食要求，没有良好的饮食习惯以及合理的膳食制度等，包括高脂、高糖、高能量膳食，咀嚼食物不充分，三餐能量搭配不合理（如夜食综合征）等。首先总能量摄入多，尤其在肥胖发生初期往往表现为食欲旺盛，进食量较大。心理因素与食欲也有一定关系，因某些原因而致精神抑郁或失意者有时会以进食获得的满足感，即自我报酬机制来进行补偿。食欲除由内在机制调节外，还受社交、生活方式、饮食习惯等因素影响。食欲与能量需求间一些微差别就可导致体重明显改变。其次，高脂高糖膳食。多项研究表明，与肥胖相关的膳食因素中最主要的是高脂膳食。再次，不合理膳食制度主要表现为三餐能量分配不合理，晚餐所占比例较大。一般正常人三餐能量合理分配为早、中、晚各占 30%、40% 和 30%，肥胖者晚餐不宜多于 20%。但实际生活中肥胖人群往往有夜食综合征，即夜餐至次晨之间能量摄入占总能量 25% 以上，常可达 50%，多见于明显肥胖者，可能与睡眠障碍有关。此外纵食症（binge-eating disorder，BED）也是肥胖人群常见的表现，BED 是一种发作性心因性疾患，表现为不能自制地放纵进食，每周至少有两次，常见于夜间。此外，进食速度太快也是导致肥胖的原因之一，主要由于摄入食物的"排头兵"不能及时刺激"饱信号"传导，从而导致过度摄食。与肥胖有关的膳食因素不仅包括产热营养素摄入过量，某些营养素摄入不足也与肥胖的发生有关，如膳食纤维摄入不足、胃肠道脂肪过度吸收等。

2. 体力活动过少

缺乏体力活动。体力活动所消耗能量约占总能量 15%～30%，而且机体能量消耗的不同主要由于体力活动的差别。如果能量摄入并未减少，甚至增多，而运动缺乏，或体力活动减少，结果会使体内脂肪逐渐积聚，导致肥胖。反之，肥胖又限制了体力活动，使身体热能消耗减少。由此形成不良循环，体重不断增加。体力活动一般分为职业活动、社会活动、家务活动和休闲活动，其中以职业活动消耗的能量差别最大。因此，静坐生活方式人群，如脑力劳动者往往是肥胖的高发人群。此外，随着年龄增加，体力活动逐渐减少也是中老年人肥胖患病率较高的原因之一。体力活动除可直接消耗能量外，还可影响进食量。据报道，正常体重者逐渐增加体力活动时，其食物摄入量也增加；而肥胖者改变体力活动水平时，对食物摄入量的影响较小。因此肥胖者加强体力活动更易使能量负平衡。

3. 社会因素

全球肥胖症患病率的普遍上升与社会环境因素的改变有关。美国全国健康调查资料显示，看电视时间与肥胖率显著相关；此外，看电视时长时间静坐和爱吃零食也是肥胖发生的重要因素。戒烟者体重普遍增加，此与尼古丁撤停有关。饮酒后乙醇在体内只能完全氧化，而不能转化为其他物质。因此饮酒同时所进食的能量物质能较多地储存在体内，所以长期非大量饮酒者常伴体脂积累。但是习惯性大量饮酒者体重多正常或消瘦，可能与其总能量摄入之大部分来源于乙醇，其他食物摄入减少有关。此外患病期间（某些非胃肠疾病）常卧床休息，运动较少，不合理补充营养，这些因素都会导致肥胖发生。

在经济迅速增长的发展中国家，经济发展和现代化生活方式对进食模式有很大影响。在中国，肥胖患病率剧增的重要原因之一是缺乏营养卫生教育，随着家庭成员减少、经济收入增加和购买力提高，食品生产、加工、运输及贮藏技术的改善，可选择的食物品种更为丰富。妇女更广泛地进入各行各业，在家为家人备餐的机会日益减少；加上家庭收入增加，在外就餐和购买现成的加工食品及快餐食品的情况增多，其中不少食品的脂肪含量过多。特别是经常上饭店参加宴会和聚餐者，常常进食过量。在遇到烦恼、愤怒等不顺心事时，有人往往以进食消愁。此外，经常性的肉类摄入过多（尤其是猪肉含较多脂肪和蛋白质）容易导致消化器官（肠道、肝脏）和肾脏负担过重以及脂肪在体内蓄积，也不利于健康。另外，人们在收入明显增加后仍以原来穷困时的传统营养、生活、文化价值观指导自己的能量摄入与支出。在我国家庭因素的影响尤为重要，如父母不适当的营养知识、态度、行为等对儿童的影响很大。因此，政策、新闻媒体、文化传统以及科教宣传等，对膳食选择和体力活动都会产生很大影响。新闻媒体（包括电视、广播和印刷的宣传材料）在现代消费群体中有举足轻重的作用，电视广告对儿童饮食模式的影响甚至起着第一位作用。然而广告中所宣传的食品，许多是高脂肪、高能量和高盐的方便食品和快餐食品。目前有些广告对消费者，尤其是对儿童饮食行为的误导不容忽视。

4. 其他因素

以上的肥胖相关因素主要针对单纯性肥胖而言，其中有些经病因推断已证实有因果联系，有些可能是通过影响其他危险因素而发生作用，有些到目前为止可能仅证明存在相关关系。当下丘脑发生病变时，不论是炎症的后遗症还是发生创伤、肿瘤及其他病理变化，如果腹内侧核破坏，则腹外侧核功能相对亢进而贪食无厌，引起肥胖。反之，当腹外侧核破坏，则腹内侧核功能相对亢进而厌食，引起消瘦。还有，许多激素如甲状腺素、胰岛素、糖皮质激素等可调节摄食，因此推想这些激素可能参与了单纯性肥胖的发病机制。肥胖者对胰岛素抵抗而导致高胰岛素血症，而高胰岛素血症可使胰岛素受体降调节而增加胰岛素抵抗，从而形成恶性循环。胰岛素分泌增多，可刺激摄食增多，同时抑制脂肪分解，因此引起体内脂肪堆积。性激素在单纯性肥胖发病机制中可能起作用。因此明确肥胖发生的危险因素，阐明其发病机制，是防治肥胖及其相关疾患首要解决的问题。此外，继发性肥胖则由于疾病或药物作用引起，如下丘脑性肥胖、甲状腺功能减退、多囊卵巢综合征等，以及服用抗精神病药物、糖皮质激素等，一旦疾病痊愈或停止服用药物，肥胖即可改善。

第三节　健康管理的基本理论

一、健康管理概念及学科范畴

以现代医学健康概念为核心，适应新的医学模式转变，弘扬"治未病"传统思想，运用管理学的理论和方法，通过对个体或群体健康状况及影响健康的危险因素进行全面检测、评估和干预，实现以促进健康为目标的全程全方位的医学服务过程。落实到目前操作流程，健康体检可谓前提，健康评估是手段，健康干预是关键，健康促进是目的。

健康管理学是研究人的健康与影响健康的因素以及健康管理相关理论、方法和技术的新兴的医学学科，是对健康管理医学服务实践的概括和总结。

健康管理学科范畴：健康管理学是集医学科学、管理科学与信息科学于一体，重点研究健康的概念、内涵与评价标准，健康风险因素监测与控制，健康干预方法与手段，健康管理服务模式与实施路径，健康信息技术与健康保险结合的一系列理论与实践问题。

二、健康管理的相关知识

健康管理由健康体检发展而来，由健康保险推动而发展，由健康信息技术支撑而普及，由人们不断增长的健康物质和精神需求牵引而壮大，目前已成为世界各国提高国民健康水平，扩大内需，拉动消费，促进社会经济可持续发展的重大举措和有效途径。老龄化，急性传染病和慢性病的双重负担及环境恶化导致医疗卫生需求不断增长。市场出现医疗费用的持续上升无法遏制和与健康相关的生产效率不断下降的局面，构成了对经济和发展的威胁和挑战。传统的以疾病为中心的诊治模式应对不了新的挑战，于是，以个体和群体健康为中心的管理模式在市场的呼唤下和主要科学技术进展的基础上诞生了。健康管理是以现代健康概念为核心（生理、心理和社会适应能力），适应新的医学模式转变（生理—心理—社会医学模式），弘扬"治未病"的传统思想，运用管理学的理论和方法，通过对个体或群体健康状况及影响健康的危险因素进行全面检测、评估和干预，实现以促进健康为目标的全人全程全方位的医学服务过程。用最优化的资源投入获取最大的健康效益。

健康管理的主角就是健康。在当今社会人们却大多处于亚健康状态，不早期干预，就会导致各种疾病，给人类健康带来严重的影响。这时健康管理就尤为重要。在亚健康的健康管理中最重要的环节就是干预，危险因素干预意义最大。首先，以人为本，调动服务对象和工作人员的积极性。然后，营造氛围，构建健康网络。接着，形式多样、全方位、多层次开展健康教育。最后就是坚持。对于亚健康人群来说，健康体检是不可少的。处于亚健康状态的人从表面看来，可能看不出有什么大碍，仅仅表现为生理功能低下，但其潜在的危险却不容忽视，因为疲劳综合征往往是某些慢性疾病的先兆。因此，必须及时去医院做体检。

当今，慢性非传染性疾病已成为威胁人类健康的主要疾病，代表性疾病有高血压、糖尿病、冠心病、脑血管病、肿瘤等。据国家卫生局统计：全国约有75%的死亡与慢性病有关，我国已成为心脑血管疾病、糖尿病、恶性肿瘤的发病大国，而由生活方式引发的健康问题将占60%。目前，我国高血压病患者有1.6亿人，糖尿病患者2 000万人。慢性病是一个多因素长期影响的结果。由于工业化速度增快，造就了人类的文明，随之而来的就是所谓的"现代文明病"或生活方式疾病，也即某些慢性非传染性疾病。人类正经历着从传染性疾病猖獗向慢性非传染性疾病为主转变的过程。由于社会经济等各种因素的差异，有些国家和地区在20世纪30年代即已完成了这种转变，慢性病已成为主要死因；有些国家和地区正处在转变之中；还有些国家和地区，传染病仍是主要死因。虽然如此，但人类疾病谱由传染病逐渐转向慢性病，是当代疾病发展的总趋势。所以，对于慢性病的健康管理刻不容缓了。

在健康管理中，健康教育是不可缺少的一部分。健康教育是一项通过传播媒介来提高人们的健康知识水平和自我保健能力，并激励人们采取有益于健康的行为和生活方式，避免危险因素，进而达到增进健康的目标的教育活动。它强调的核心问题是行为问题。首要的问题是把健康知识教给群众。事实说明，人们的健康知识越多，健康意识也越浓，其健康需求也越迫切和强烈。健康知识对社会、家庭和个人的健康问题可以产生相当大的力量，这种力量对于预防和控制疾病显然是一种极为重要的卫生资源和有力武器。天津市把控制慢性病的信息归纳为"不吸烟、少吃盐、经常运动、合理膳食"四句话，并利用各种方式广为传播，开创了一项颇有成效的社会工程。

　　健康教育既重视健康知识的传播，又强调行为的改变。健康知识的传播是改变行为的基础和前提，而改变不健康行为和培养建立有益于健康的行为，则是健康知识传播的延伸和发展；把健康知识变成广大群众的自觉行动，则是健康教育的落脚点和追求的目标。"行为干预"能否取得成功，关键在于健康知识传播的针对性和可接受性，在于这种知识的"强化"与"刺激"的频率和坚持程度，而且也取决于家庭成员、亲友、教师等能够影响其行为改变的强化因素和社区的支持与行政干预的促成因素的作用。

　　健康管理中不仅有预防，还有健康风险评估和风险管理。健康风险评估（health risk appraisal，HRA）是一种方法或工具，用于描述和评估某一个体未来发生某种特定疾病或因为某种特定疾病导致死亡的可能性。健康风险评估是一个广义的概念，它包括了简单的个体健康风险分级方法和复杂的群体健康风险评估模型。在健康管理学科的发展过程中，涌现出了很多种健康风险评估的方法。传统的健康风险评估一般以死亡为结果，多用来估计死亡率。近年来，随着循证医学、流行病学和生物统计学的发展，大量数据的积累，使得更精确的健康风险评估成为可能。健康风险评估技术的研究主要转向发病或患病可能性的计算方法上。传统的健康风险评价方法已逐步被以疾病为基础的患病危险性评估所取代，因为患病风险比死亡风险更能帮助个人理解危险因素的作用，有助于有效地实施控制措施。

　　患病危险性的评估，也被称为疾病预测。可以说是慢性病健康管理的技术核心。其特征是估计具有一定健康特征的个人在一定时间内发生某种健康状况或疾病的可能性。在健康风险评估的基础上，我们可以为个体和群体制定健康计划。个性化的健康管理计划是鉴别及有效控制个体健康危险因素的关键。将以那些可以改变或可控制的指标为重点，提出改善健康状况的目标，提供行动指南以及相关的健康改善模块。个性化的健康管理计划不但为个体提供了预防性干预的行动原则，也为健康管理师和个体之间的沟通提供了一个有效的工具。

社区卫生服务在我国的医疗卫生体系建设中扮演着重要角色，是人民群众接受医疗卫生服务的"守门人"，是二级医疗卫生体系的网底，也是社区发展建设的重要组成部分。社区卫生服务以全科医师为骨干，合理使用社区资源和适宜技术，以妇女、儿童、老年人和慢性病人、残疾人等为重点，以解决社区主要问题，满足基本医疗卫生服务需求为目的，融预防、医疗、保健、康复、健康教育、计划生育技术服务六位为一体，旨在提供有效、经济、方便、综合连续的基层卫生服务。

结合社区卫生服务的特点和需要，健康管理可在以下三个方面提供帮助。第一，识别、控制健康危险因素，实施个性化健康教育；第二，指导医疗需求和医疗服务，辅助临床决策；第三，实现全程健康信息管理。健康管理个性化的健康评估体系和完善的信息管理系统，有望成为社区利用健康管理服务的启动点和突破点。

我们生活在社会大环境中，除了以健康的四大基石为原则来保护健康外，维护健康还有三个要素：足够的健康意识、保证充分的医疗资源、专业的健康管理。目前国民的健康意识已经认识到了健康的重要性，但由于医疗市场的需求远远大于医疗资源的供给，很难达到人人享有优质医疗保健服务，所以我们需要科学的健康管理。

三、健康管理基本步骤

第一步：了解和掌握个体的健康，开展健康状况检测和信息收集；
第二步：关心和评价个体的健康，开展健康风险评估和健康评估；
第三步：改善和促进个体的健康，开展健康危险因素干预和健康促进。

四、健康管理目标及常用服务流程

（一）健康管理目标

在新的医疗体制改革方案和"健康中国2020战略"总体框架下，紧紧围绕我国政府建设高水平小康型社会的总体要求，创立现代健康管理创新体系，创新服务模式与技术手段，使慢性非传染性疾病得到有效控制，在实现大幅度提高国民健康素质与健康人口构成比例，提高国民平均期望寿命中发挥重要作用，使健康管理相关产业成为国家拉动内需，扩大消费的民生工程和新的支柱产业之一，使健康管理成为引领和推动中国科技与产业发展的重要领域，最终实现健康管理与健康服务大国。

（二）健康管理常用服务流程

（1）健康体检；

（2）健康评估；

（3）个人健康管理咨询；

（4）个人健康管理后续服务；

（5）专项的健康及疾病管理服务。

五、健康管理的主要任务

（一）建立一个新学科

在逐步统一和完善健康管理相关概念的基础上，建立起一个与现代医学创新体系相匹配，能够适应和满足我国健康管理及相关产业发展需求的新医学学科。

（二）构建一个新体系

研究构建中国特色的健康管理学科与产业体系，包括国家健康管理研究体系、健康管理学科体系、健康管理信息化服务体系、产品与技术研发体系、教育培训体系、慢性非传染性疾病风险监测与管理控制体系、国人健康/亚健康评价指标与评估模型体系、中医治未病与养生保健体系。

（三）创建一批新平台

研究构建一批中国特色的健康管理科技研发创新平台。包括健康管理学科与理论研究平台、健康管理关键技术与特色产品研发平台、健康管理信息技术与网络服务支持平台、健康管理社区服务模式创新示范平台。

（四）研发一套新标准

研制并颁发一套健康管理相关技术标准与规范。包括健康体检技术标准与规范、健康评估技术标准与规范、健康风险预测预警技术标准与规范、特殊职业/环境医学适应性选拔评定技术标准与规范、国人健康/亚健康评价标准与规范、健康管理和干预效果评价标准与规范、健康管理相关仪器设备与干预产品的技术标准与规范、健康信息技术与网络化服务标准与规范。

（五）创建健康管理服务新模式

包括医院/疗养院健康管理新模式、社区健康管理医学服务新模式、新农合健康管理医学服务新模式、健康保险与健康管理服务新模式。

（六）打造首批健康管理示范基地

包括科研与培训基地、预防性体检与健康管理示范基地、产品研发与转化基地、社区健康管理与健康促进基地、疗养院与中医治未病健康管理基地、健康保险与健康管理示范基地、健康信息技术应用示范基地等。

（七）培训造就一支健康管理专业队伍

包括科研、教学、产品研发、技术服务等专业团队。

（八）形成一个大产业

健康管理服务与相关产业规模空前壮大，成为新的支柱产业，有关部委正在研究健康管理技术创新产业"十四五"国家规划。

第四节　健康促进和体重控制

控制体重简单说就是维持身体新陈代谢的平衡，让身体各个组织器官均衡协调地工作。控制体重的两个主要环节是减少热量摄取及增加热量消耗，强调以行为、饮食、运动为主的综合调理，采取健康的生活方式、改变饮食和运动习惯，自觉地长期坚持是肥胖症调理首位及最重要的措施。

轻度肥胖者，控制进食总量，采用低热量、低脂肪饮食，避免摄入高糖高脂类食物，使每日总热量低于消耗量。多做体力劳动和体育锻炼。中度以上肥胖更须严格控制总热量。食物中宜保证含适量必需氨基酸的动物性蛋白，脂肪摄入量应严格限制，同时应限制钠的摄入，以免体重减轻时发生水钠潴留，对降低血压及减少食欲也有好处。此外限制甜食、啤酒等。

关于活动量或运动量的制定应该因人而异，原则上采取循序渐进的方式。随着年龄的增长，女性体内激素分泌水平在慢慢地发生变化。卵巢失养、功能减退，卵巢分泌的雌激素和孕激素减少，女性会表现出肥胖，胸下垂等现象。加上运动量不足，脂肪逐渐在腹部、大腿周围堆积，导致体型发胖、臃肿。

体重管理是一种健康的生活方式，是在满足人正常营养需求及代谢水平基础上，把健康的膳食与运动融入生活中。目前体重管理的最大不利因素是国民对营养的不重视，不明确且不相信疾病大多是吃出来的。合理的饮食是体重管理的第一步，是人们能直接行动的重要部分，具有立竿见影的效果。

一、健康促进和体重控制的问题分析

在体重控制和日常的饮食习惯上，综合我国在 1959 年、1982 年、1992 年和 2002 年所进行过的 4 次全国性营养调查，发现总的趋势是中国人粗粮越吃越少，动物性蛋白和油脂的摄入量越来越多；而细粮米饭的过多摄入导致中国人健康和体质状况每况愈下。我国居民日常饮食状况已向高热量饮食、低能量运动消耗的生活方式逐渐演变，营养不良与营养过剩同在，贫困病与富裕文明病并存。主要表现在农村居民主食摄入单一过量，城市居民高热量高蛋白食物摄入过量，以及共同存在的食用油单一过量、用盐多和饮水少。

（一）主食摄入种类单一且过量

主食摄入过量是目前普遍存在的问题。我国已经解决了人民的温饱问题，正大步迈向小康社会。中国人在从吃饱到吃好再到吃对的路上走岔了。大多数人吃饭还是仅停留在要吃饱的想法上，并且认为不吃馒头米饭吃不饱；另一部分人认为生活条件好了，不仅要吃饱更要吃好，肉类的摄入相较以前增加了，不止增加而且过量了；只有一小部分人注重吃的健康，营养搭配，均衡适度。

主食的正确摄入是合理饮食的第一步，因为主食中主要含有碳水化合物。而碳水化合物作为三大产能营养素之一，不仅是构成身体组织的重要生命物质，还是神经系统和心肌的主要能源。适量的碳水化合物摄入有利于维持血糖稳定，提供生命活动所需的能量。尤其血糖是大脑功能的直接能量来源。碳水化合物在体内分解为葡萄糖，供需平衡是最健康的，过量摄入时，葡萄糖极易在消化过程中转化为脂肪囤积体内引起肥胖。

摄入主食的正确做法是：一用适量的鲜玉米、薯类替换部分精细食物，这样可增加膳食纤维的摄入；二是馒头和米饭都进行混蒸，或加入蔬菜汁或蔬菜叶等，这样可增加多种营养素；三是谷类豆类搭配煮粥，弥补其限制氨基酸的不足，更加均衡营养；四是明确土豆、莲藕、芋头和山药等的淀粉含量较高；五是适时增减，如进食山药、莲藕等的情况下要减少其他主食的摄入。

（二）蛋白质摄入过量

蛋白质摄入过量是近年来才出现的问题，且过量的程度及摄入过量的人群均有增加的趋势。这是人们从吃饱到吃好的具体表现。人们越来越注重营养补充，尤其注重孩子的身体健康，主要表现在肉蛋奶食用量的增加。但因为缺乏科学指导，常常造成不同程度的肥胖。除此之外，家庭外出就餐、同事朋友聚会等增多，聚餐时食物的多样化与好口感更使人不由地过多摄入各种食物。

蛋白质的适量摄入是合理饮食的第二步。蛋白质主要用于构建机体和修复组织，调节生理功能，在碳水化合物不足时来供能。无论机体是否摄入蛋白质，蛋白质会一直不断地在体内分解成含氮废物并随尿液排出体外。也就是说，蛋白质摄入缺乏或不摄入时，机体会分解自身的组织蛋白，这对机体是很不利的。蛋白质适量摄入的意思是不宜过多，也不可缺少。摄入不足会使成年人和婴幼儿表现出不同程度的疾病，而摄入过量会增加肾脏负担，多余的蛋白质在糖原异生作用下转化为脂肪囤积体内导致肥胖。

蛋白质摄入的适宜做法是：①每天适度的肉蛋奶摄入，保证优质蛋白质的摄取；②肉类以瘦肉为主，在一周内大体做到有红肉类、禽肉类、鱼虾肉、动物内脏的摄入；③减少高温油炸肉类的摄入。

（三）食用油摄入种类单一且过量

食用油摄入种类单一且过量是饮食中的一个重难点问题。在食用油的选择上，大部分人的做法是不甚变换，习惯了一种油就认准了这种油，这种观点尤其在偶尔更换食用油感到口感变差之后更甚。人们对脂肪的认知存在极大的误区，对食用油的具体作用更是知之甚少。

食用油主要含有脂肪，脂肪是人体内的动脂，由一分子的甘油和三分子的脂肪酸构成。脂肪酸在有充足氧供给的情况下，可氧化分解为 CO_2 和 H_2O，释放大量能量，因此脂肪酸是机体主要能量来源之一。脂肪酸有饱和脂肪酸与不饱和脂肪酸两种，其中不饱和脂肪酸分为单不饱和脂肪酸和多不饱和脂肪酸。

在机体内，脂蛋白是血液中脂类的主要运输工具。胆固醇是动物组织细胞不可缺少的重要物质，人体内的胆固醇四分之三由肝脏合成，剩余的四分之一需要从食物中获取。如果低密度脂蛋白水平过高，胆固醇就会过剩，时间一长就会沉积在动脉壁中形成斑块阻碍血流导致心血管疾病。而高密度脂蛋白能够收集过剩的胆固醇。

脂肪酸可以影响血液中低密度脂蛋白和高密度脂蛋白的含量。单不饱和脂肪酸能够降低低密度脂蛋白的含量并提高高密度脂蛋白的含量，这对机体是极为有利的，一方面减少胆固醇的沉积，另一方面加大收集力度，甚至可以逆转心脑血管疾病风险。多不饱和脂肪酸对两种脂蛋白的含量均是降低作用。另外多不饱和脂肪酸中的α-亚麻酸和亚油酸是人体的必需脂肪酸。因此单不饱和脂肪酸和多不饱和脂肪酸都是对机体大有益处的，应当注意两者的均衡摄入。而饱和脂肪酸对两种脂蛋白的含量均为增强作用，加剧了胆固醇的沉积，因此应当摄入越少越好。

综上所述，食用油摄入的正确做法是：①挑选营养成分表上列出三种脂肪酸含量的食用油，根据自己需要进行选择；②选择单不饱和脂肪酸与多不饱和脂肪酸含量相对较多的两种食用油同时食用；③减少高温用油。

（四）食盐摄入过多而饮水不足

食盐摄入过多而饮水不足也是饮食中存在的普遍问题。中国人的传统思想认为做菜盐少了没有味道，饮食口味不是趋于清淡而是愈加浓重。食盐摄入过多会导致碘、钠两种矿物质过量，引发甲状腺肿大、水肿、血压上升等健康问题。

碘、钠等一些矿物质是构成机体的重要成分，参与构成功能性物质，维持体内酸碱平衡和神经肌肉的正常兴奋性。水是生命之源，促进机体的新陈代谢、养料输送、体温维持等，是绝对不能缺少的，应当及时补充，保证充足。

食盐与水摄入的正确做法是：①在现有基础上减少食盐用量，出锅前再放入食盐；②养成带水杯的习惯，经常均匀少量多次地喝水。

二、健康促进和体重控制的建议

（一）合理搭配，混食糙吃

食物的选择与搭配上，要做到主副食搭配。主食是人体所需能量的主要来源，是碳水化合物特别是淀粉的主要摄入源。副食是指主食以外的肉蛋奶、鱼禽豆类和水果蔬菜等食物，能给人体提供丰富的蛋白质、脂肪、维生素和无机盐等营养物质，对人体健康有重要的作用。

1. 主食要粗细搭配

所谓细粮即精米白面，用其烹饪制作的米饭、馒头、面等是所有中国人餐桌上的主食。粗粮便是除了精米白面以外的谷物类、杂豆类和块茎类食物。米中碳水化合物含量较高，而面粉中蛋白质、B族维生素含量相对较高；粮谷类食物是膳食中碳水化合物主要来源，而豆类则可提供蛋白质、脂类，还可与粮谷类食物的蛋白质、营养物质实现互补。

北方人在摄入主食时一定要注意，同时摄入馒头和粥时两种量都要相对减少，避免碳水化合物摄入过多。

2. 副食要荤素搭配

副食是更加重要的一部分，因为副食的摄入要提供给人体绝大多数的营养物质。荤食主要提供蛋白质、脂类，素食主要提供碳水化合物、维生素、膳食纤维等。

除素食主义者外，单纯的以素为主或以荤为主都难以满足机体全面的营养需要。

保证每天肉蛋奶的摄入。肉蛋奶类是优质蛋白质的主要来源，其中蛋类含有人体所需的完全蛋白、脂肪、卵磷脂及矿物质和多种维生素，吸收率高，且营养物质大都集中在蛋黄内；乳及乳制品含有几乎所有种类的脂溶性和水溶性维生素。在肉的选择上尽量做到一周内畜肉、禽肉、鱼虾皆有，并可用大豆及其制品代替小部分肉类。

保证多色蔬菜水果的摄入。因为植物中大部分物质的合成反应在叶子中进行，所以绿叶蔬菜颜色越深综合的营养价值越高。深绿色、红色、橘红色、紫红色蔬菜富含胡萝卜素尤其 β-胡萝卜素，是维生素 A 的主要来源，如西红柿、胡萝卜、南瓜、红辣椒、黄辣椒、紫甘蓝等，食物越多样，营养越丰富。

（二）均衡适量：少量多样，少食多餐

食物的用量与食量上，要做到少量多样、少食多餐。一不浪费食物，二不给身体增加负担，营养摄入健康饮食。

1. 烹调时少量多样，急火快炒

家庭是饮食合理与否的主阵地，是居民摄入食物的主场所。家庭饮食首先要做好烹饪，从食物的选择、食物量的把握及烹饪方式的选择、调味料的用量及时间等，是决定能否做好合理饮食的第一环。在烹调前就选择好食物、把握好食物的量是非常关键的。食物选择要种类多样、荤素均衡、用量适宜，烹制方法宜多凉拌、多蒸煮，适度焖炒烧，少煎炸。尽量做到先洗后切，随洗随切，随炒随吃，急火快炒，不吃剩菜。

2. 饮食中少食多餐，细嚼慢咽

少食多餐能够避免饱食。经常饮食过饱，不仅会使消化系统长期负荷过度，导致内脏器官过早衰老和免疫功能下降，而且过剩的热量还会引起体内脂肪沉积，引发肥胖、高血压等"富贵病"。另外饱食后，胃肠道循环血容量增加，造成大脑血液供应相对不足，使脑细胞正常生理代谢受到影响。少食多餐，就是做到三餐定时，确保每餐不过量，在饥饿时适量加餐，加餐食物可选择水果、奶类和蛋类。细嚼慢咽能够增加唾液的分泌量，有助于对食物的消化和营养成分的吸收。

三、健康促进和体重控制的有效途径

体重管理，就是通过平衡的饮食和规律的运动来控制身体能量的平衡，进而养成良好的生活习惯，加上互相支持的氛围，最终达到并保持理想体重，通过管理体重这个显性健康因素来管理健康。

（一）重新体会运动的乐趣

运动是最有效的减肥方法之一，并且不影响食欲，有利于身体健康，这是全世界都公认的。但是问题在于，大多数人都对锻炼退避三舍，甚至从未有过运动后大汗淋漓的感觉。他们往往知道减肥应该运动，但是急于求成或者不科学的理念让本该轻松愉悦的事情成了一种焦虑，反而弄巧成拙。焦虑还为我们带来巨大的生理和心理伤害，这就违背了原本的运动理念。实际上，运动是一件美妙的事情，我们不必跳健美操把自己跳得累趴下，也无须成为一个奥林匹克选手，甚至不必在健身房花费大把时间。

（二）饮食要有方

食物是正常人获得所需热量及各种营养素的唯一来源，在自然界中没有哪一种食物能够提供人体所需要的全部营养素，所以只有合理选择、合理搭配食物，才能达到膳食平衡，以确保机体摄取所需各种营养素，满足机体正常的生理需要。体重管理解决方案为体重失衡人群体重科学的饮食安排，将健康放在第一位，摒弃过度节食的不健康减肥方法，通过饮食平衡来达到健康减肥的目的。

（三）生活习惯决定成败

日常生活中的一举一动都与我们的健康息息相关。同时，你所做的每一个细小的选择都是你体重管理的一部分。对于我们绝大部分人来说，不良的习惯一旦养成，确实需要付出很大的努力才可能纠正。所以，现在要制定一个详细的一周运动时间表，初步的每天饮食计划，一周或两周的生活安排。然后像对待重要工作一样，为运动留出时间，按照安排好的饮食计划和生活计划行事，坚持一段时间，新的科学健康的生活习惯就会逐步形成。

（四）团队的力量不可忽视

对于每个人来讲，保持一个健康的身材是一生伟大的事业。要达到目标就需要周围人的支持和帮助，需要团队合作。大多数瘦身成功的人背后都有一个支持他的朋友圈或家庭。因此，体重管理不仅仅是饮食和运动，还有志同道合的相互支持与帮助，最主要的是要养成健康科学的生活方式。

第二章 体控管理与膳食营养

营养素是指给人体提供能量及生长发育所必需的营养物质或者化学成分。本章内容主要介绍六大营养素：碳水化合物、蛋白质、脂肪、维生素、矿物质和水。其中碳水化合物、蛋白质和脂肪又被称为宏观营养素。维生素和矿物质被称为微观营养素。

第一节 碳水化合物

碳水化合物是人体的主要能源物质，存在于各种食物之中，不同的食物所含的碳水化合物的量不同。比如 100 克的熟米饭含有 25 克碳水化合物，100 克的苹果则含有 12 克碳水化合物。我们一般说的主食一般是 100 克食物中碳水化合物含量大于 13 克。

一、碳水化合物的分类

碳水化合物可分为糖、寡糖和多糖三类，如表 2-1 所示。

表 2-1 碳水化合物分类

分类（糖分子 DP）	亚组	组 成
糖（1~2）	单糖	葡萄糖、半乳糖、果糖
	双糖	蔗糖、乳糖、麦芽糖、海藻糖
	糖醇	山梨醇、甘露醇
寡糖（3~9）	异麦芽低聚寡糖	麦芽糊精
	其他寡糖	棉籽糖、水苏糖、低聚果糖
多糖≥10	淀粉	直链淀粉、支链淀粉、变性淀粉
	非淀粉多糖	纤维素、半纤维素、果胶、亲水物质

注：引自 FAO/WHO，1998。

（一）糖

这里说的糖主要包括单糖、双糖和糖醇。

1. 单糖

单糖是含有一个糖分子，如葡萄糖，一般情况下是不能再被分解为更小的糖。常见单糖有：

（1）葡萄糖，又名右旋糖。D-葡萄糖不仅是最常见的糖，也是世界上最丰富的有机物。在血液、脑脊液、淋巴液、水果、蜂蜜以及多种植物液中都以游离形式存在，是构成多种寡糖和多糖的基本单位。

（2）D-半乳糖。此糖几乎全部以结合形式存在。它是乳糖、蜜二糖（melibiose）、水苏糖（stachyose）、棉籽糖（raffinose）等的组成成分之一。某些植物多糖例如琼脂、阿拉伯树胶、牧豆树树胶、落叶松树胶以及其他多种植物的树胶及黏浆液水解后都可得到D-半乳糖。

（3）D-果糖。D-果糖通常与蔗糖共存于水果汁及蜂蜜中，苹果及番茄中含量亦较多。D-果糖是天然碳水化合物中甜味最高的糖。如以蔗糖甜度为100，D-果糖的甜度可达110。

2. 双糖

双糖是由两个相同或不相同的单糖分子上的羟基脱水生成的糖苷。自然界最常见的双糖是蔗糖及乳糖。此外还有麦芽糖、海藻糖、异麦芽糖、纤维二糖、壳二糖等。

（1）蔗糖。蔗糖俗称白糖、砂糖或红糖。蔗糖几乎普遍存在于植物界的叶、花、根、茎、种子及果实中。在甘蔗、甜菜及槭树汁中含量尤为丰富。

（2）乳糖。乳糖只存在于各种哺乳动物的乳汁中，其浓度约5%。人体消化液中乳糖酶可将乳糖水解为其相应的单糖。

（3）麦芽糖。主要存在于发芽的谷粒，尤其是麦芽中。麦芽糖是淀粉和糖原的结构成分。

3. 糖醇

糖醇是单糖的重要衍生物，常见有山梨醇、甘露醇、木糖醇、麦芽糖醇等。

（1）山梨醇和甘露醇二者互为同分异构体。山梨醇存在于许多植物的果实中，甘露醇在海藻、蘑菇中含量丰富。

（2）木糖醇存在于多种水果、蔬菜中的五碳醇，其甜度与蔗糖相等。其代谢不受胰岛素调节，一般木糖醇常作为甜味剂用于糖尿病人的专用食品。

（3）麦芽糖醇由麦芽糖氢化制得，可作为功能性甜味剂用于心血管病、糖尿病等患者的保健食品中。

（二）寡糖

寡糖又称低聚糖。主要有棉籽糖、水苏糖、异麦芽低聚糖、低聚果糖、低聚甘露糖、大豆低聚糖等。

1. 低聚果糖

低聚果糖是由蔗糖分子的果糖残基上结合 1～3 个果糖而组成。主要存在于日常食用的水果、蔬菜中，如洋葱、大蒜、香蕉等。低聚果糖的甜度约为蔗糖的 30%～60%，难以被人体消化吸收，被认为是一种水溶性膳食纤维，但易被大肠双歧杆菌利用，是双歧杆菌的增殖因子。

2. 大豆低聚糖

大豆低聚糖主要成分是水苏糖、棉籽糖和蔗糖。大豆低聚糖也是肠道双歧杆菌的增殖因子，可作为功能性食品的基料，能部分代替蔗糖应用于清凉饮料、酸奶、乳酸菌饮料、冰淇淋、面包、糕点、糖果和巧克力等食品中。

（三）多糖

多糖是由 10 个以上的单糖分子脱水缩合并借糖苷键彼此连接而成的高分子聚合物。多糖在性质上与单糖和低聚糖不同，一般不溶于水，无甜味，不形成结晶，无还原性。在酶或酸的作用下，水解成单糖残基不等的片段，最后成为单糖。

1. 淀粉

淀粉是人类的主要食物，主要存在于谷类、根茎类等植物中。淀粉由葡萄糖聚合而成，主要分为直链淀粉和支链淀粉。

（1）直链淀粉。直链淀粉在热水中可以溶解，与碘产生蓝色反应，一般不显还原性。天然食品中，直链淀粉含量较少，一般仅占淀粉成分的 19%～35%。

（2）支链淀粉。支链淀粉难溶于水，其分子中有许多个非还原性末端，但却只有一个还原性末端，故不显现还原性。支链淀粉遇碘产生棕色反应。在食物淀粉中，支链淀粉含量较高，一般占 65%～81%。

（3）糖原。糖原几乎全部存在于动物组织，故又称动物淀粉。糖原的分子很大，一般由几千个至几万个葡萄糖残基组成。

2. 非淀粉多糖

非淀粉多糖由植物细胞壁成分组成，包括纤维素、半纤维素、果胶等，也称为膳食纤维。其他是非细胞壁物质如植物胶质、海藻胶类等。

（1）纤维素。纤维素在植物界无处不在，是各种植物细胞壁的主要成分。人体缺乏能水解纤维素的酶，故纤维素不能被人体消化吸收，但它可刺激和促进胃肠道的蠕动，有利用于其他食物的消化吸收及粪便的排泄。

（2）半纤维素。半纤维素是由2～4种不同的单糖或衍生单糖构成的杂多糖。半纤维素也是组成植物细胞壁的主要成分，一般与纤维素共存。

（3）果胶类。果胶类主要存在于陆地植物的原始细胞壁和细胞间质层，在一些植物的软组织中含量特别丰富，例如在苹果中约含15%，柑橘类水果的皮中约含30%。果胶物质均溶于水，与糖、酸在适当的条件下能形成凝冻，一般用作果酱、果冻及果胶糖果等的凝冻剂，也可用作果汁、饮料、冰淇淋等食品的稳定剂。

（4）其他多糖。动物和植物中含有多种类型的多糖，有些多糖具有调节生理功能的活性，如香菇多糖、茶多糖、银耳多糖、壳聚糖等。

二、碳水化合物的功能

碳水化合物最主要的功能是为人体提供能量，依此来维持正常的生理功能及日常运动。

（一）供给和储存能量

碳水化合物是人体获取能量的主要来源。每克碳水化合物可以产生16.7千焦（4千卡）的能量。人体内的糖原主要是以肌糖原和肝糖原的形式储存。肝脏约储存机体内三分之一的糖原。一旦人体需要，肝脏中的肝糖原分解为葡萄糖直接提供能量。碳水化合物在体内释放能量较快，供能也快，是大脑和神经系统的主要能源，也是肌肉活动时的主要燃料，对维持神经系统和心脏的正常供能，增强耐力，提高工作效率都有重要意义。

（二）构成组织及重要生命物质

碳水化合物是构成机体组织的重要物质，并参与细胞的组成和多种活动。每个细胞都有碳水化合物，主要以糖脂、糖蛋白和蛋白多糖的形式存在。核糖核酸和脱氧核糖核酸两种重要生命物质均含有 D-核糖。一些具有重要生理功能的物质，如抗体、酶和激素的组成成分，也需碳水化合物参与。

（三）节约蛋白质作用

人体需要的能量，主要是由碳水化合物提供，当膳食中碳水化合物供应不足时，机体为了满足自身对葡萄糖的需要，则通过糖原异生作用动用蛋白质以产生葡萄糖，供给能量；而当摄入足够量的碳水化合物时则能预防减少体内蛋白质消耗，不需要动用蛋白质来供能。

（四）抗生酮作用

当膳食中碳水化合物供应不足时，草酰乙酸供应也会相应减少；人体就会动员体内脂肪或食物脂肪分解为脂肪酸来供应能量。这一代谢过程中，由于草酰乙酸不足，脂肪酸不能彻底氧化而产生过多的酮体，酮体不能及时被氧化而在体内蓄积，以致产生酮血症和酮尿症。

（五）解毒作用

经糖醛酸途径生成的葡萄糖醛酸，是体内一种重要的结合解毒剂，在肝脏中能与许多有害物质如细菌毒素、酒精、砷等结合，以消除或减轻这些物质的毒性或生物活性，从而起到解毒作用。

（六）增强肠道功能

膳食纤维虽不能在小肠消化吸收，但刺激肠道蠕动，增加了结肠内的发酵，发酵产生的短链脂肪酸和肠道菌群增殖，有助于正常消化和增加排便量。

三、碳水化合物的食用指南

（一）体控管理期间碳水化合物该吃多少

在减肥过程中，碳水化合物的摄入量一定要遵循适量原则。减脂期间摄入过多碳水化合物，会导致脂肪增加；减脂期间摄入过少碳水化合物，会导致基础代谢降低、肌肉流失、影响脑健康、影响月经周期等问题。美国医学研究院建议，在减脂期间，碳水化合物每天的摄入量应占每天总摄入量的 $40\%\sim65\%$。或者是每千克体重每天需要摄入 1～3 克碳水化合物。

（二）体控期间碳水化合物应该吃哪些食物

血糖指数是指某种食物对血糖升高影响的指标，简称 GI 值。一般来说富含复杂碳水化合物的食物称为粗粮，例如玉米、红薯、全麦馒头等，这类食物的 GI 值较低，被人体吸收较慢，使血糖上升较慢且饱腹感强。而简单碳水化合物的食物称为精粮，例如白面、白米等，这类食物的 GI 值较高，被人体吸收快，血糖上升较快且饱腹感差。

低 GI 食物和高 GI 食物本质上没有区别，都是碳水化合物。但对减脂人群来说，低 GI 食物比高 GI 食物更适合，因为它饱腹感强，耐饥饿时间长，这样不容易吃多；另外碳水化合物含量低，就意味着摄入的热量低。摄入热量越低，越不容易长胖。但是低 GI 食物含量大量的膳食纤维，长期大量食用对肠胃和身体产生不良影响。

为了能够健康地减肥，在减脂期间，每天的饮食应以低 GI 食物为主，高 GI 食物为辅的原则。肠胃不适者，低 GI 食物不宜过多食用。

在日常生活中，经常会遇到餐桌上没有低 GI 主食。这时我们一般通过两种方法来降低食物的 GI 值。第一种是将高 GI 主食和蔬菜同时食用。因为蔬菜中含有丰富的膳食纤维，有助于降低食物的 GI 值。第二种方法是将高 GI 食物和瘦肉同时食用。肉类中富含蛋白质，有利于降低食物的 GI 值。

第二节　蛋白质

蛋白质是化学结构复杂的一类有机化合物，是人体最重要的营养素之一。氨基酸是蛋白质的基本组成单位，共有 20 多种不同的氨基酸，按不同的组合方式，构成各种类型的蛋白质。

一、蛋白质的分类

(一) 蛋白质的组成

蛋白质是有机物质，从各种动、植物组织中提取出的蛋白质，其元素组成为：碳、氢、氧、氮及硫；有些蛋白质还含有磷、铁、碘、锰及锌等其他元素。由于碳水化合物和脂肪中仅含碳、氢、氧，不含氮，所以蛋白质是人体氮的唯一来源，碳水化合物和脂肪不能代替。

(二) 蛋白质的分类

蛋白质的化学结构非常复杂。在营养学上常按营养价值分类。

食物蛋白质的营养价值取决于所含氨基酸的种类和数量，所以在营养学上根据食物蛋白质的氨基酸组成，分为完全蛋白质、半完全蛋白质和不完全蛋白质三类。

（1）完全蛋白所含必需氨基酸种类齐全、数量充足、比例适当，不但能维持成人的健康，并能促进儿童生长发育，如乳类中的酪蛋白、乳白蛋白，蛋类中的卵白蛋白、卵磷蛋白，肉类中的白蛋白、肌蛋白，大豆中的大豆蛋白，小麦中的麦谷蛋白，玉米中的谷蛋白等。

（2）半完全蛋白所含必需氨基酸种类齐全，但有的氨基酸数量不足，比例不适当，可以维持生命，但不能促进生长发育，如小麦中的麦胶蛋白等。

（3）不完全蛋白所含必需氨基酸种类不全，既不能维持生命，也不能促进生长发育，如玉米中的玉米胶蛋白，动物结缔组织和肉皮中的胶质蛋白，豌豆中的豆球蛋白等。

二、蛋白质的功能

（一）构成和修复组织

蛋白质是构成机体组织、器官的重要成分，人体各组织、器官无一不含蛋白质。在人体的瘦组织中，如肌肉组织和心、肝、肾等器官均含有大量蛋白质；骨骼、牙齿乃至指、趾也含有大量蛋白质；细胞中，除水分外，蛋白质约占细胞内物质的80%。

人体内各种组织细胞的蛋白质始终在不断更新。例如，人血浆蛋白质的半寿期约为10天，肝中大部分蛋白质的半寿期为1～8天，某些蛋白质的半寿期很短，只有数秒钟。只有摄入足够的蛋白质方能维持组织的更新。身体受伤后也需要蛋白质作为修复材料。

（二）调节生理功能

机体生命活动之所以能够有条不紊地进行，有赖于多种生理活性物质的调节。而蛋白质在体内是构成多种重要生理活性物质的成分，参与调节生理功能。如核蛋白构成细胞核并影响细胞功能；酶蛋白具有促进食物消化、吸收和利用的作用；免疫蛋白具有维持机体免疫功能的作用；收缩蛋白，如肌球蛋白具有调节肌肉收缩的功能；血液中的脂蛋白、运铁蛋白、维生素结合蛋白具有运送营养素的作用；血红蛋白具有携带、运送氧的功能；白蛋白具有调节渗透压、维持体液平衡的功能；由蛋白质或蛋白质衍生物构成的某些激素，如垂体激素、甲状腺素、胰岛素及肾上腺素等都是机体的重要调节物质。

（三）供给能量

蛋白质在体内降解成氨基酸后，经脱氨基作用生成的酮酸，可以直接或间接经三羧酸循环氧化分解，同时释放能量，是人体能量来源之一。但是，蛋白质的这种功能可以由碳水化合物、脂肪所代替。因此，供给能量是蛋白质的次要功能。

三、氨基酸

氨基酸是组成蛋白质的基本单位，是分子中具有氨基和羧基的一类含有复合官能团的化合物，具有共同的基本结构。由于它是羧酸分子的 α 碳原子上的氢被一个氨基取代的化合物，故又称 α 氨基酸。

（一）必需氨基酸

在人体和食物蛋白质的 20 余种氨基酸中，只有一部分可以在体内合成，其余的则不能合成或合成速度不够快。不能合成或合成速度不够快的氨基酸，必须由食物供给，故称为必需氨基酸；能在体内合成的则称为非必需氨基酸。非必需氨基酸并非体内不需要，只是可在体内合成，食物中缺少了也无妨。

（二）非必需氨基酸

非必需氨基酸可以由人体自己合成。主要含有精氨酸、天冬酰胺、丙氨酸、天冬氨酸、半胱氨酸、谷氨酸、谷氨酰胺和甘氨酸等。

（三）肽键与肽链

将氨基酸连接起来的键，称为肽键。肽键是由氨基酸的 α-羧基与相邻氨基酸的 α-氨基脱水缩合而成。蛋白质就是氨基酸以肽键连接在一起，并形成一定空间结构的大分子。由两个以上氨基酸以肽键相连接成的化合物称肽。例如由甘氨酸和丙氨酸组成的肽，称二肽；由 3 个氨基酸组成的肽，称三肽；通常将 10 个以下氨基酸组成的肽叫寡肽；11 个以上氨基酸组成的肽称多肽。

多肽和蛋白质之间没有严格区别，它们都是氨基酸的多聚物。多肽是指含氨基酸数目较少的多聚物，蛋白质则是含氨基酸数目较多的多聚物。

四、蛋白质的食用指南

（一）体控管理者每天应该吃多少蛋白质

美国科学家早在 20 世纪 80 年代就开始研究人体每天需要多少蛋白质。他们通过氮平衡测试法，得出人类维持正常的生理功能，每天需要消耗的蛋白质为每千克体重 0.75 克蛋白质。我国营养协会建议成年人每天摄入蛋白质应为每千克体重 0.8 克。例如，一成年男性 70 千克，每天应该摄入蛋白质 56 克。针对减脂人群建议每天摄入蛋白质应为每千克体重 1～1.5 克。

（二）体控管理者每天应该吃哪些蛋白质类食物

目前人类食用的优质蛋白质的主要来源主要有五大类：鱼、肉、蛋、奶、豆。

这里的鱼主要是指鱼虾贝类等水产品。大家都知道海鲜、水产类简单蒸煮就非常好吃。那是因为海鲜类普遍都是高蛋白、低脂肪的食材。对减肥者来说是非常好的食材。但是海鲜水产品也不是 100% 健康的，不是可以随意吃的，随着环境污染加剧，海鲜水产类普遍存在重金属超标等情况，越是食物链高端，重金属超标越多。

这里的肉主要指畜禽肉中的瘦肉。禽类主要是指鸡鸭鹅等、畜类主要是指猪牛羊等。在食用禽类食物的过程中，其中的皮尽量去掉，因其内含有大量的脂肪。在食用畜类食物中，肉的肥瘦程度非常关键，越红越瘦。

这里的蛋类主要是指鸡蛋、鸭蛋等。蛋虽然是非常优质的蛋白质来源，但是一天 1～2 个就够了。不建议过多食用，因为蛋黄中脂肪含量较高。

这里的奶主要是指牛奶、羊奶、酸奶，当然在减脂过程中推荐脱脂奶和无糖酸奶。奶制品不仅含有丰富的蛋白质，它还是人体补钙的先锋。不过也不能摄入过多，牛奶中的脂肪，主要是饱和脂肪，对肥胖及三高疾病有一定的促进作用。建议饮用每天不要超过 400 毫升，如果超过 400 毫升，建议饮用脱脂奶。

这里的都主要是指富含蛋白质的黄豆、黑豆、青豆。豆制品含高蛋白，但是它也是高脂类食物。食用的豆制品主要有豆腐、豆腐干、豆腐皮。越紧实，钙含量、蛋白质含量越高。越是软嫩的豆制品，蛋白质含量越低。

第三节 脂 肪

脂肪也称为甘油三酯，也是人类的主要能源物质，脂肪不仅仅是能源物质，由于脂肪酸的构成及其在主链上的位置的不同，脂肪的种类也非常多，有些脂肪能影响生物系统并发挥相当于药物的作用。

一、脂肪的分类

脂肪由碳、氢、氧三种元素组成，但这些元素之间的数量和组合方式不同，导致脂肪种类很多且具备生物功能多样性的特点。脂肪主要有两大类：饱和脂肪和不饱和脂肪，不饱和脂肪包含单不饱和脂肪酸和多不饱和脂肪酸。

饱和脂肪酸是脂肪酸碳氢链中不含碳碳双键，它对肝脏的低密度脂蛋白受体产生副作用，这种副作用会增加血清的胆固醇含量，对三高患者及心脏病患者有危害。常见的饱和脂肪酸有丁酸、软脂酸、硬脂酸，它们的主要食物来源有牛油、动物脂肪、棕榈油、可可黄油等。

单不饱和脂肪酸是脂肪酸碳氢链中含有 1 个碳碳双键。常见的单不饱和脂肪酸是油酸。单不饱和脂肪具有延年益寿和减少发病率的功效；促进脂肪燃烧；增强饱腹感和抵抗饥饿；富含维生素 E，抗氧化。单不饱和脂肪酸在日常生活中的主要来源是橄榄油、菜籽油、花生油等。随着社会的发展，还有一种人为的单不饱和脂肪酸即反式脂肪酸。它是由油的高温沸腾氢化产生的。这种油能够增加食物的保质期和增加食物的口感。常见的食物有甜甜圈、面包、饼干、薯条、曲奇、人造黄油、沙拉酱等。这种人造的反式脂肪食物不能被人体代谢，还会诱发冠心病等疾病。

多不饱和脂肪酸是脂肪酸含有两个或者多个碳碳双键。多不饱和脂肪具有促进脂肪燃烧、防止肌肉分解、缓解肌肉酸痛、提高关节修复能力等作用。常见多不饱和脂肪酸有亚油酸、亚麻酸、亚麻油酸、共轭亚油酸等。多不饱和脂肪酸的主要食物来源是大部分植物油、核桃、沙丁鱼、鲱鱼、金枪鱼、膳食补充剂等。各种多不饱和脂肪酸的均衡是很重要的，因为这些多不饱和脂肪能够促进脂肪的燃烧，改善及降低心血管疾病、糖尿病及其他慢性病的状态。

二、脂肪的功能

脂类是人体必需营养素之一，它与蛋白质、碳水化合物是产能的三大营养素，在供给人体能量方面起着重要作用；脂类也是构成人体细胞的重要成分，如细胞膜、神经髓鞘膜都必须有脂类参与构成。其主要生理功能如下：

（一）供给能量

一般合理膳食的总能量有 20%～30% 由脂肪提供。储存脂肪常处于分解（供能）与合成（储能）的动态平衡中。哺乳类动物一般含有两种脂肪组织，一种是含储存脂肪较多的白色脂肪组织，另一种是含线粒体、细胞色素较多的褐色脂肪组织，后者较前者更容易分解供能。

初生婴儿上躯干和颈部含褐色脂肪组织较多，故呈褐色。由于婴儿体表面积与体脂之比值较高，体温散失较快，褐色脂肪组织可及时分解生热以补偿体温的散失。在体脂逐渐增加后，白色脂肪组织也随之增多。1 克脂肪在体内氧化可产能 37.56 千焦，相当于 9 千卡的能量。

（二）构成身体成分

正常人按体重计算含脂类约 14%～19%，肥胖者约含 32%，过度肥胖者可达 60% 左右。绝大部分是以甘油三酯形式储存于脂肪组织内。脂肪组织所含脂肪细胞，多分布于腹腔、皮下、肌纤维间。这一部分脂肪常称为储存脂肪，因受营养状况和机体活动的影响而增减，故又称为可变脂。一般储脂在正常体温下多为液态或半液态。皮下脂肪因含不饱和脂肪酸较多，故熔点低而流动度大，有利于在较冷的体表温度下仍能保持液态，从而进行各种代谢。机体深处储脂的熔点较高，常处于半固体状态，有利于保护内脏器官，防止体温丧失。类脂包括磷脂和固醇类物质，是组织结构的组成成分，约占总脂的 5%，这类脂类比较稳定，不太受营养和机体活动状况影响故称为定脂。类脂的组成因组织不同而有差异。

人体脂类的分布受年龄和性别影响较显著。例如，中枢神经系统的脂类含量，由胚胎时期到成年时期可增加一倍以上。又如，女性的皮下脂类高于男性，而男性皮肤的总胆固醇含量高于女性。

细胞膜、内质网膜、线粒体膜、核膜、神经髓鞘膜以及红细胞膜是机体主要的生物膜。脂类，特别是磷脂和胆固醇，是所有生物膜的重要组成成分。生物膜按重量计，一般含蛋白质约 20%，含磷脂 50%～70%，含胆固醇 20%～30%，糖脂和甘油三酯的含量较低或无。由于功能不同，各种膜的脂类含量也有显著差异。亚细胞结构的膜含磷脂较高，因而胆固醇与磷脂之比值较低，细胞膜及红细胞膜含胆固醇较高，故比值较高。神经髓鞘膜除含较多的胆固醇、磷脂和脑苷脂外，尚含一定量的糖脂。磷脂中的不饱和脂肪酸有利于增加膜的流动性，饱和脂肪酸和胆固醇则有利于增加膜的坚性。所有生物膜的结构和功能与所含脂类成分有密切关系，膜上许多酶蛋白均与脂类结合而存在并发挥作用。

（三）供给必需脂肪酸

必需脂肪酸是磷脂的重要成分，而磷脂又是细胞膜的主要结构成分，故必需氨基酸与细胞的结构和功能密切相关；亚油酸是合成前列腺素的基础，前列腺素在体内有多种生理功能；必需脂肪酸还与胆固醇代谢有密切关系。必需脂肪酸缺乏，可引起生长迟缓、生殖障碍、皮肤受损（出现皮疹）等，还可引起肝脏、肾脏、神经和视觉等多种疾病。

（四）其他

此外，脂肪还可提供脂溶性维生素并促进脂溶性维生素的吸收，保护脏器和维持体温，节约蛋白质，脂肪还可增加膳食的美味和增加饱腹感，具有内分泌作用，构成参与某些内分泌激素。

三、脂肪的食用指南

（一）体控管理者减脂期间每天应该吃多少脂肪

根据美国医学研究会的报道，18 岁以上的人群，每天饮食热量的 20%～35% 来自脂肪。在这里给大家的建议是，在减脂期间，每天每千克体重摄入 0.5～1 克脂肪，其中三分之一来自饱和脂肪，三分之一来自单不饱和脂肪，三分之一来自多不饱和脂肪。举例一名 60 千克的体控管理者，在减脂期间每天应摄入脂肪 30～60 克。

（二）体控管理者减脂期间应该吃哪些脂肪

除了反式脂肪酸以外，其他脂肪酸在食用过程中都应该合理摄入。所以在摄入脂肪的时候，食材不能单一，应包含饱和脂肪酸、单不饱和脂肪酸和多不饱和脂肪酸。由于动物内脏脂肪和乳制品中含有大量的饱和脂肪，我们在选择食用油的时候，尽量选择富含不饱和脂肪的食用油，比如亚麻籽油、橄榄油、菜籽油、核桃油、玉米油等。

除食用油脂含约 100％的脂肪外，含脂肪丰富的食品为动物性食物和坚果类。动物性食物以肉类含脂肪最丰富，且多为饱和脂肪酸；一般动物内脏除大肠外含脂肪量皆较低，但蛋白质的含量较高。禽肉一般含脂肪量较低，多数在 10％以下。鱼类脂肪含量基本在 10％以下，多数在 5％左右，且其脂肪含不饱和脂肪酸多。蛋类以蛋黄含脂肪最高，约为 30％左右，但全蛋仅为 10％左右，其组成以单不饱和脂肪酸为主。除动物性食物外，植物性食物中以坚果类含脂肪量最高，最高可达 50％以上，不过其脂肪组成多以亚油酸为主，所以是多不饱和脂肪酸的重要来源。

（三）体控管理者在减脂期间哪些食物不能吃

反式脂肪酸能够提高心血管疾病的发病率，降低人体对氨基酸的利用率，促进人体对肌肉的分解，加强人体对脂肪的堆积。在这里给出在减脂期间哪些食品不建议吃或者尽量少吃。

1. 油炸食品

此类食品热量高，含有较高的油脂和氧化物质，经常进食易导致肥胖，是导致高脂血症和冠心病的最危险食品。在油炸过程中，往往产生大量的致癌物质。已经有研究表明，常吃油炸食物的人，其部分癌症的发病率远远高于不吃或极少进食油炸食物的人。

2. 罐头类食品

不论是水果类罐头，还是肉类罐头，其中的营养素都遭到大量的破坏，特别是各类维生素几乎被破坏殆尽。另外，罐头制品中的蛋白质常常出现变性，使其消化吸收率大为降低，营养价值大幅度缩水。还有，很多水果类罐头含有较高的糖分，并以液体为载体被摄入人体，使糖分的吸收率因之大为增高，可在进食后短时间内导致血糖大幅攀升，胰腺负荷加重。同时，由于能量较高，也会导致肥胖。

3. 腌制食品

在腌制过程中，需要大量放盐，这会导致此类食物钠盐含量超标，常进食腌制食品者肾脏负担加重，发生高血压的风险增高。食品在腌制过程中可产生大量的致癌物质亚硝胺，可导致鼻咽癌等恶性肿瘤的发病风险增高。此外，由于高浓度的盐分可严重损害胃肠道黏膜，故常进食腌制食品者，胃肠炎症和溃疡的发病率较高。

4. 加工的肉类食品（火腿肠等）

这类食物含有一定量的亚硝酸盐，有导致癌症的潜在风险。此外，由于添加防腐剂、增色剂和保色剂等，造成人体肝脏负担加重。火腿等制品大多为高钠食品，大量进食可导致盐分摄入过高，造成血压波动及肾功能损害。

5. 肥肉和动物内脏类食物

虽然含有一定量的优质蛋白、维生素和矿物质，但肥肉和动物内脏类食物所含有的大量饱和脂肪和胆固醇，已经被确定为导致心脏病最重要的两类膳食因素。现已明确，长期大量进食动物内脏类食物可大幅度地增高患心血管疾病和恶性肿瘤（如结肠癌、乳腺癌）的发生风险。

6. 奶油制品

常吃奶油类制品可导致体重增加，甚至出现血糖和血脂升高。饭前食用奶油蛋糕等，还会降低食欲。高脂肪和高糖成分常常影响胃肠排空，甚至导致胃食管反流。很多人在空腹进食奶油制品后出现反酸、胃灼热等症状。

7. 方便面

属于高盐、高脂、低维生素、低矿物质类食物。一方面，因盐分含量高增加了肾负荷，会升高血压；另一方面，含有一定的人造脂肪（反式脂肪酸），对心血管有相当大的负面影响。加之含有防腐剂和香精，可能对肝脏等有潜在的不利影响。

8. 烧烤类食品

含有强致癌物质。

9. 冷冻甜点

包括冰淇淋、雪糕等，这类食品因含有较高的奶油，易导致肥胖；因高糖，可降低食欲；还可能因为温度低而刺激胃肠道。

10. 果脯、话梅和蜜饯类

含有亚硝酸盐，在人体内可形成潜在的致癌物质亚硝酸胺；含有香精等添加剂可能损害肝脏等器官；含有较高盐分可能导致血压升高和肾脏负担加重。

第四节　维　生　素

维生素是人体极为重要的微量营养素，也是人体为了维持正常的生理功能而不可缺少的一类有机物质。它在人体生长、代谢、发育过程中发挥着极其重要的作用。维生素在体内既不是构成身体组织的原料，也不是能量的来源，只是一类调节物质，但是在物质代谢中起重要作用。

一、维生素 C

维生素 C（Vitamin C，Ascorbic Acid），又叫 L-抗坏血酸，是一种水溶性维生素。食物中的维生素 C 被人体小肠上段吸收后，就分布到体内的水溶性结构中，正常情况下，维生素 C 在体内经人体代谢分解成草酸或者与硫酸结合生成抗坏血酸-2-硫酸由尿排出，还有一部分可直接由尿排出体外。

维生素 C 能影响低密度脂蛋白含量，可促进胆固醇转变成胆酸，经肠道排出，从而降低总胆固醇的含量。高浓度的维生素 C 还能抑制胆固醇合成酶的活性，干扰胆固醇合成的速率，加速低密度脂蛋白降解。另外维生素 C 有抗氧化作用，可对抗自由基，降低脂质氧化导致动脉粥样硬化的危险。

（一）分布

维生素 C 广泛存在于花菜、青椒、橙子、葡萄、西红柿等，可以说，在所有的蔬菜、水果中，维生素 C 含量都较高。

（二）生理功能与缺乏

1. 维生素 C 的功能

①促进骨胶原的生物合成，利于组织创伤口的更快愈合，促进胶原蛋白的合成，防止牙龈出血，促进牙齿和骨骼的生长，防止牙床出血，防止关节痛、腰腿痛。

②促进氨基酸中酪氨酸和色氨酸的代谢，延长肌体寿命，增强肌体对外界环境的抗应激能力和免疫力。

③改善铁、钙和叶酸的利用，改善脂肪和类脂特别是胆固醇的代谢，预

防心血管疾病。

④坚持按时服用维生素 C，可使皮肤黑色素沉着减少，从而减少黑斑和雀斑，使皮肤白皙。

2. 维生素 C 缺乏的症状

维生素 C 缺乏后数月，患者感倦怠、全身乏力、精神抑郁、多疑、虚弱、厌食、营养不良、面色苍白、轻度贫血、牙龈肿胀、牙龈出血，并可因牙龈及齿槽坏死而致牙齿松动、脱落，骨关节肌肉疼痛，皮肤淤点、淤斑，毛囊过度角化、周围出血，小儿可因骨膜下出血而致下肢假性瘫痪、肿胀、压痛明显，髋关节外展，膝关节半屈，足外旋，蛙样姿势。

（三）维生素 C 食物来源

维生素 C 存在于新鲜水果及绿叶蔬菜中，水果中的柠檬、橙子、酸枣、山楂、柑橘、草莓、野蔷薇果、猕猴桃，蔬菜中的辣椒含量最多，蔬菜中的叶部含量较低，有光合作用的叶部含量较高。维生素 C 在烹调和储存过程中易被破坏，所以蔬菜水果应该尽量保持新鲜、生吃。

二、维生素 B_2

（一）理化性质与分布

维生素 B_2 又称核黄素，是一种在自然界分布广泛的维生素。它是哺乳动物必需的营养物。维生素 B_2 是橙黄色针状晶体，味微苦，水溶液有黄绿色荧光，在碱性或光照条件下极易分解。微溶于水，可溶于氯化钠溶液，易溶于稀的氢氧化钠溶液。维生素 B_2 大量存在于动物肝脏与肾脏、谷物、蔬菜、牛乳和鱼等食物中。

（二）生理功能与缺乏

维生素 B_2 是机体中许多酶系统的重要辅基的组成成分，参与物质和能量代谢。它能促进发育和细胞的再生，促使皮肤、指甲、毛发的正常生长，帮助消除口腔内唇、舌的炎症，增进视力、减轻眼睛的疲劳，还能和其他的物质相互作用帮助碳水化合物、脂肪、蛋白质的代谢。缺乏维生素 B_2 易患口腔炎、皮炎、微血管增生症等。

（三）降脂作用

维生素 B_2 参与体内三大产能营养素的代谢过程，与维生素 B_1，维生素

B_6 合作，共同消化吸收蛋白质、脂肪，降低胆固醇，有益于改善脂肪代谢，保持脂肪酸均衡，减去多余脂肪。还能促进机体发育和细胞再生，使皮肤毛发健康生长，维持机体健康。

（四）膳食参考摄入量

维生素 B_2：成年人每天应摄入 2～4 毫克。

（五）食物来源

大量存在于谷物、蔬菜、牛乳和鱼等食物中。

三、维生素 E

（一）理化性质与分布

维生素 E 也叫维他命 E，学名生育酚或产妊酚，是一种脂溶性维生素，是最主要的抗氧化剂之一。在食油、水果、蔬菜及粮食中均存在。维生素 E 溶于脂肪和乙醇等有机溶剂中，不溶于水，对热、酸稳定，对碱不稳定，对氧敏感，对热不敏感。

（二）生理功能与缺乏

1. 维生素 E 的功能

维生素 E 可以促进脂质分解，有助于胆固醇的转运与排泄，使血脂控制稳定，净化血液；可阻挡血清低密度脂蛋白与氧的结合，对不饱和脂肪酸起到较强的抗氧化作用，预防三高、炎症及多种慢性疾病，能够减少细胞的耗氧量，使人更加有耐力，减缓手足僵硬的情况。近来还发现维生素 E 还可抑制眼睛晶状体内的过氧化脂反应，促使末梢血管扩张，改善血液循环，预防近视。

2. 维生素 E 缺乏的症状

引起红细胞的破坏、肌肉的变性、贫血症的发生、生殖机能的障碍等。

（三）维生素 E 过量的危害

美国医学专家罗伯特提出忠告：长期服用大剂量维生素 E 可引起各种疾病。其中较严重的有：血栓性静脉炎或肺栓塞，或两者同时发生，这是由于大剂量维生素 E 可引起血小板聚集和形成；血压升高，停药后血压可以降低或恢复正常；男女两性均可出现乳房肥大；头痛、头晕、眩晕、视力模糊、肌肉衰弱、皮肤皲裂、唇炎、口角炎、荨麻疹；糖尿病或心绞痛症状明显加重；激素代谢紊乱，凝血酶原降低；血中胆固醇和甘油三酯水平升高；血小板增加及免疫功能减退。

（四）膳食参考摄入量

成人每日应摄取 15 毫克维生素 E。维生素 E 缺乏非常罕见，特别是中国居民的膳食结构主要以植物性食物为主，维生素 E 的摄入量普遍较高。如果没有脂肪吸收障碍，膳食中提供的维生素 E 已基本能满足正常的人体需要。

（五）食物来源

富含维生素 E 的食物有：瘦肉、果蔬、蛋类、坚果、乳类、压榨植物油等。果蔬包括猕猴桃、卷心菜、菠菜、菜花、甘薯、羽衣甘蓝、莴苣、山药。坚果包括杏仁、小麦胚芽、榛子和胡桃。压榨植物油包括向日葵籽、橄榄、芝麻、花生、玉米、山茶等。此外，红花、棉籽、大豆、鱼肝油都有一定含量的维生素 E。

四、维生素 B_3

（一）理化性质与分布

维生素 B_3 又称烟酸，学名为吡啶 3-羧酸，是一种可由烟碱氧化而制得的 B 族维生素，与烟酰胺一起合称为维生素 PP，是 B 族维生素中人体需要量最多者。

（二）生理功能与缺乏

维生素 B_3 不但是维持消化系统健康的维生素，也是男性荷尔蒙合成不可缺少的物质。对生活充满压力的现代人来说，烟酸维系神经系统健康和脑机能正常运作；它维持消化系统的健康，减轻胃肠障碍；预防和缓解严重的偏头痛；促进血液循环，使血压下降；减轻腹泻等。

缺乏维生素 B_3 会引起糙皮病。体内缺乏维生素 B_1、B_2、B_6 的人因不能由色氨酸自行合成烟酸而需要额外补充。

维生素 B_3 可以降低甘油三酯、低密度脂蛋白水平，同时能升高高密度脂蛋白水平，清除血管内多余的胆固醇。

（三）膳食参考摄入量

成人建议每日摄取 13～19 毫克；孕妇为 20 毫克；哺乳期妇女则为 22 毫克。

（四）食物来源

维生素 B_3 广泛存在于动植物食物中，良好的来源为动物肝、肾、瘦肉、全谷、豆类等，乳类、绿叶蔬菜也有相当含量。它是 B 族维生素中唯一能在动物组织中合成的维生素，由色氨酸合成。

五、胡萝卜素

（一）理化性质与分布

胡萝卜中含有大量的 β-胡萝卜素，摄入人体后，可以转化成维生素 A，是目前最安全补充维生素 A 的食物（单纯补充化学合成维生素 A，过量时会使人中毒）。它可以维持眼睛和皮肤的健康，改善夜盲症、皮肤粗糙的状况，有助于身体免受自由基的伤害。

（二）生理功能与缺乏症

1. 生理功能

胡萝卜素能抑制动脉中的低密度脂蛋白氧化沉积，预防动脉狭窄，还可以帮助血管内皮组织修复，使脂质不易附着及渗入；构成视觉细胞内的感光物质；维护生殖功能；维持皮肤黏膜层的完整性，防止皮肤干燥，粗糙；促进生长发育，有效促进健康及细胞发育，预防先天不足；促进骨骼及牙齿健康成长；维持和促进免疫功能。

2. 缺乏症

胡萝卜素缺乏使生长发育受阻；黏膜、上皮改变；味觉、嗅觉减弱，食欲下降；暗适应能力下降，夜盲症及眼干燥症；头发枯干、皮肤粗糙、记忆力减退、心情烦躁及失眠。

（三）食物来源

胡萝卜素主要存在于深绿色或红黄色的蔬菜和水果中，如胡萝卜、菠菜、西兰花、空心菜、甘薯、芒果、哈密瓜、杏及甜瓜等。

深色蔬菜可以焯着吃，也可以炖着吃。深色蔬菜因含热量、蛋白质极少，所以在做菜或食用时，最好能和肉、鱼、蛋搭配，并和米饭、面包等谷物食品一起食用。

第五节　矿　物　质

矿物质（mineral），是地壳中自然存在的化合物或天然元素，又称无机盐，是人体内无机物的总称，是维持正常生理功能必需的各种元素的总称，是人体必需的七大营养素之一。

一、钙

钙是构成人体的重要组分，在骨骼和牙齿中的钙以矿物质形式存在；而在软组织和体液中的钙则以游离或结合形式存在。机体内的钙，一方面构成骨骼和牙齿，另一方面参与各种生理功能和代谢过程。

（一）生理功能与缺乏

1. 生理功能

（1）钙是骨骼和牙齿的重要组成部分。

（2）钙能够维持神经和肌肉正常的兴奋性。

（3）钙能够维持正常的细胞功能和酶的活性。

（4）钙参与血液凝固过程，有助于伤口愈合和止血等。

2. 缺乏与超量

（1）缺钙会导致骨质疏松。

（2）缺钙会导致抽筋。

（3）过量会引起高血钙症、高尿钙症等。

（4）过量对血管和肾脏也会造成伤害，增加肾功能不全和肾结石的患病风险。

（5）摄入过多增加心血管疾病和软组织钙化的风险。

3. 降脂作用

钙能活化人体内的脂肪酶，有助于提高人体消化脂肪和碳水化合物的能力，避免能量囤积形成肥胖。

（二）食物来源

（1）补钙首选是牛奶，所以要养成终生喝奶的习惯。牛奶中钙含量比较高，而且其中的钙磷比适当，维生素 D、乳糖都有助于钙的吸收，所以牛奶是最佳的补钙品。如果对乳糖不耐受，可以选择舒化奶、酸奶、奶酪。

（2）大豆及其豆制品。黄豆中虽然含钙量不如牛奶，但是相对含量还是较高的，如果食用豆腐、豆腐干等豆制品，豆制品含钙量更高，消化吸收率也更高。所以推荐吃卤水豆腐等豆制品，其中的营养素比豆浆、黄豆更好吸收。

（3）水产类，带有外壳的水产品含钙量最高，比如河虾、海蟹、扇贝等。鱼类的含钙量也较高，比如鲫鱼、小黄鱼等。同时水产品富含维生素 D 有助于钙的吸收。

二、钾

正常成人体内钾总量约为 50 毫摩尔/千克。体内钾主要存于细胞内，约占总量的 98%。

（一）生理功能与缺乏症

1. 生理功能

（1）参与碳水化合物、蛋白质的代谢葡萄糖和氨基酸经过细胞膜进入细胞合成糖原和蛋白质时，必须有适量的钾离子参与。估计 1 克糖原的合成约需 0.6 毫摩尔钾，合成 1 克蛋白质时需要 3 毫摩尔钾。三磷酸腺苷的生成过程中也需要一定量的钾，如果钾缺乏时，碳水化合物、蛋白质的代谢将受到影响。

（2）维持细胞内正常渗透压。由于钾主要存在于细胞内，因此钾在细胞内渗透压的维持中起主要作用。

（3）维持神经肌肉的应激性和正常功能细胞内的钾离子和细胞外的钠离子联合作用，可激活 Na^+-K^+-ATP 酶，产生能量，维持细胞内外钾钠离子浓差梯度，发生膜电位，使膜有电信号能力，激活肌肉纤维收缩并引起突触释放神经递质。当血钾降低时，膜电位上升，细胞膜极化过度，应激性降低，发生松弛性瘫痪。当血钾过高时，可使膜电位降低，细胞不能复极而丧失应激性，其结果也可发生肌肉麻痹。

（4）维持心肌的正常功能。心肌细胞内外的钾浓度对心肌的自律性、传导性和兴奋性有密切关系。钾缺乏时,心肌兴奋性增高,钾过高时又使心肌自律性、传导性和兴奋性受到抑制,两者均可引起心律失常。

(5)维持细胞内外正常的酸碱平衡。钾代谢紊乱时,可影响细胞内外酸碱平衡。当细胞失钾时,细胞外液中钠与氢离子可进入细胞内,引起细胞内酸中毒和细胞外碱中毒,反之,细胞外钾离子内移,氢离子外移,可引起细胞内碱中毒与细胞外酸中毒。

2. 缺乏症

人体内钾总量减少可引起钾缺乏症,可在神经肌肉、消化、心血管、泌尿、中枢神经等系统发生功能性或病理性改变。主要表现为肌肉无力或瘫痪、心律失常、横纹肌肉裂解症及肾功能障碍等。

体内缺钾的常见原因是摄入不足或损失过多。正常进食的人一般不易发生摄入不足,但由于疾病或其他原因需长期禁食或少食,而静脉补液内少钾或无钾时,易发生摄入不足。损失过多的原因比较多,可经消化道损失,如频繁的呕吐、腹泻、胃肠引流、长期用缓泻剂或轻泻剂等;经肾损失,如各种以肾小管功能障碍为主的肾脏疾病,可使钾从尿中大量丢失;经汗丢失,见于高温作业或重体力劳动者,因大量出汗而使钾大量流失。

3. 降脂作用

钾进入血液后,和血液中的脂肪、代谢废物结合乳化,减少这些代谢废物沉积于血管壁上,并将这些代谢废物排出体外,起到降低血脂的作用。

(二)吸收与代谢

人体的钾主要来自食物,成人每日从膳食中摄入的钾为 60～100 毫摩尔,儿童为 0.5～0.3 毫摩尔/千克体重,摄入的钾大部分由小肠吸收,吸收率为 90% 左右。摄入的钾约 90% 经肾脏排出,每日排出量约 70～90 毫摩尔/升,因此,肾是维持钾平衡的主要调节器官。除肾脏外,经粪和汗也可排出少量的钾。

(三)过量危害与毒性

体内钾过多,血钾浓度高于 5.5 毫摩尔/升时,可出现毒性反应,称高钾血症。钾过多可使细胞外 K^+,心肌自律性、传导性和兴奋性受抑制。主要表现在神经肌肉和心血管方面。神经肌肉表现为极度疲乏软弱,四肢无力,下肢沉重。心血管系统可见心率缓慢,心音减弱。

（四）需要量与膳食参考摄入量

钾需要量的研究不多。中国营养学会于 2000 年制订的膳食营养素参考摄入量（DRIs）中，参考国内外有关资料，提出了中国成人膳食钾的适宜摄入量为 2 000 毫克/天。

（五）食物来源

大部分食物都含有钾，但蔬菜和水果是钾最好的来源。每 100 克谷类中含钾 100～200 毫克，豆类含钾 600～800 毫克，蔬菜和水果含钾 200～500 毫克，肉类中含量约为 150～300 毫克，鱼类含钾 200～300 毫克。每 100 克食物钾含量高于 800 毫克以上的食物有紫菜、黄豆、冬菇、赤豆等。

三、镁

正常成人身体总镁含量约 25 克，其中 60%～65% 存在于骨、齿，27% 分布于软组织。镁主要分布于细胞内，细胞外液的镁不超过 1%。

（一）生理功能与缺乏症

1. 生理功能

（1）激活多种酶的活性镁作为多种酶的激活剂，参与 300 余种酶促反应。镁能与细胞内许多重要成分，如三磷酸腺苷等形成复合物而激活酶系，或直接作为酶的激活剂激活酶系。

（2）维护骨骼生长和神经肌肉的兴奋性。镁是骨细胞结构和功能所必需的元素，对促进骨骼生长和维持骨骼的正常功能具有重要作用。镁与钙对神经肌肉兴奋和抑制作用相同，不论血中镁或钙过低，神经肌肉兴奋性均增高；反之则有镇静作用。但镁和钙又有拮抗作用。由镁引起的中枢神经和肌肉接点处的传导阻滞可被钙拮抗。

（3）维护胃肠道和激素的功能。低度硫酸镁溶液经十二指肠时，可使 Oddi 括约肌松弛，短期胆汁流出，促使胆囊排空，具有利胆作用。碱性镁盐可中和胃酸。镁离子在肠道中吸收缓慢，促使水分滞留，具有导泻作用。

血浆镁的变化直接影响甲状旁腺激素的分泌，但其作用仅为钙的 30%～40%。当镁水平极端低下时，可使甲状旁腺功能低下，经补充镁后即可恢复。甲状腺素过多可引起血清镁降低，尿镁增加，镁呈负平衡。甲状腺素可提高镁的需要量，故可引起相对缺镁，因此对甲亢患者应补给镁盐。

2. 缺乏症

引起镁缺乏的原因很多，主要有：镁摄入不足、吸收障碍、丢失过多以及多种临床疾病等。镁缺乏可致血清钙下降，神经肌肉兴奋性亢进；对血管功能可能有潜在的影响。镁对骨矿物质的内稳态有重要作用，镁缺乏可能是绝经后骨质疏松症的一种危险因素。

3. 降脂作用

镁在血糖转变为能量的过程中扮演重要角色，可降低代谢不良引发的脂质囤积以及代谢综合征，还能降低坏胆固醇水平，有效降低血脂浓度。

（二）吸收与代谢

食物中的镁在整个肠道均可被吸收，但主要是在空肠末端与回肠部位吸收，吸收率一般约为30%。可通过被动扩散和耗能的主动吸收两种机制吸收。影响镁吸收的因素很多，首先是受镁摄入量的影响，摄入少时吸收率增加，摄入多时吸收率降低。膳食中促进镁吸收的成分主要有氨基酸、乳糖等，氨基酸可增加难溶性镁盐的溶解度，所以蛋白质可促进镁的吸收；抑制镁吸收的主要成分有过多的磷、草酸、植酸和膳食纤维等。另外，镁的吸收还与饮水量有关，饮水多时对镁离子的吸收有明显的促进作用。肾脏是维持机体内镁稳态的重要器官，肾脏对镁的处理是一个滤过和重吸收过程，肾脏是排镁的主要器官。滤过的镁大约65%在亨勒袢重吸收，粪便只排出少量内源性镁，汗液也可排出少量镁。

（三）营养状况评价

尽管血清镁不能反映细胞内镁的水平，由于测试方便，故仍常用于评价镁营养状况。临床上血清镁低于0.7毫摩尔/升时可诊断为低镁血症。

（四）需要量与膳食参考摄入量

镁需要量的研究多采用平衡实验。我国对镁需要量的研究资料不多，2000年中国营养学会制订的《中国居民膳食营养素参考摄入量》中成人镁适宜摄入量为350毫克/天，可耐受最高摄入量为700毫克/天。

（五）食物来源

镁虽然普遍存在于食物，但食物中的镁含量差别甚大。由于叶绿素是镁卟啉的螯合物，所以绿叶蔬菜是富含镁的。食物中诸如糙粮、坚果也含有丰富的镁，而肉类、淀粉类食物及牛奶中的镁含量属中等。除了食物之外，从饮水中也可以获得少量镁。但饮水中镁的含量差异很大。如硬水中含有较高的镁盐，软水中含量相对较低，因此水中镁的摄入量难以估计。

四、锌

（一）生理功能与缺失症

1. 生理功能

锌是人体必需的微量元素之一，在人体生长发育、生殖遗传、免疫、内分泌等重要生理过程中起着极其重要的作用，被人们冠以"生命之花""智力之源""婚姻和谐素"的美称。

锌存在于众多的酶系中，如碳酸酐酶、呼吸酶、乳酸脱氢酸、超氧化物歧化酶、碱性磷酸酶、DNA 和 RNA 聚中酶等，是核酸、蛋白质、碳水化合物的合成和维生素 A 利用的必需物质。具有促进生长发育，改善味觉的作用。缺锌时易出现味觉嗅觉差、厌食、生长缓慢与智力发育低下。

2. 缺乏症

锌缺乏容易引起食欲不振、味觉减退、嗅觉异常、生长迟缓、侏儒症，智力低下、溃疡、皮节炎、脑萎缩、免疫功能下降、生殖系统功能受损，创伤愈合缓慢、容易感冒、流产、早产、生殖无能、头发早白、脱发、视神经萎缩、近视、白内障、老年黄斑变性、老年人加速衰老、缺血症、毒血症、肝硬化。

3. 降脂作用

锌可以影响脂质代谢，有助于增加高密度脂蛋白水平，清除周围组织中的胆固醇，预防高脂血症的发生。另外还可以加强胰岛素对血糖的作用，消除沉积的脂肪，维持血管弹性。

（二）吸收与代谢

锌由小肠吸收，吸收率为 20%～30%。食入锌 15 分钟后开始被吸收，开始集中于肝，然后分布到其他组织。4 小时后血浆中锌的浓度达到最高峰。血浆中的锌大部分与白蛋白及 α-巨球蛋白结合，随血液进入门静脉循环分布于各器官组织。

锌与白蛋白形成复合物很易被组织吸收。机体对锌的吸收与肠腔锌的浓度有关，体内缺锌时吸收率增高。

许多因素可影响膳食中锌的吸收。植物性食物中的鞣酸、植酸和纤维素等均不利于锌的吸收，铁抑制锌的吸收，酗酒可妨碍锌的吸收。动物性食物中的锌生物利用率较高，某些药物如碘喹啉、苯妥英钠和维生素 D 均能促进锌的吸收。

锌主要从肠道排出，肾脏和皮肤亦可排出一定数量。夏日炎热多汗或病理性发汗，锌大量丢失，可能引发体内的锌的不足。

（三）过量与危害

锌入量过多可致中毒，如食入锌过多可引起急性锌中毒，有呕吐、腹泻等胃肠道症状；工厂锌雾吸入可有低热及感冒样症状；慢性锌中毒可有贫血等症状；动物实验可致肝、肾功能及免疫力受损。有些儿童玩具的涂料含锌，儿童喜把玩具放入口内，常因食入锌过多中毒。

（四）营养状况与评价

锌参与了体内碳酸酐酶、DNA 聚合酶、RNA 聚合酶等许多酶的合成及活性发挥，也与许多核酸及蛋白质的合成密不可分。如果体内的锌供给充足，胱氨酸、蛋氨酸、谷胱甘肽、内分泌激素等合成代谢就能够正常进行。因而，可维持中枢神经系统代谢、骨骼代谢，保障、促进儿童体格（如身高、体重、头围、胸围等）生长、大脑发育、性征发育及性成熟的正常进行。

锌能帮助维持正常味觉、嗅觉功能，促进食欲。这是因为维持味觉的味觉素是一种含锌蛋白，它对味蕾的分化及有味物质与味蕾的结合有促进作用。一旦缺锌时，会出现味觉异常，影响食欲，造成消化功能不良。

提高免疫功能，增强对疾病的抵抗力。锌是对免疫力影响最明显的微量元素，除直接促进胸腺、淋巴结等免疫器官发育、行使功能外，还有直接抗击某些细菌、病毒的能力，减少患病的机会。

参与体内维生素 A 的代谢和生理功能，对维持正常的暗适应能力及改善视力低下有良好的作用。

锌还保护皮肤黏膜的正常发育，能促进伤口及黏膜溃疡的愈合，防止脱发及皮肤粗糙、上皮角化等。

（五）膳食摄入参考量

中国营养学会规定了不同人群的 RDA（建议每日摄取量）参考值：青

春期及成年男性 RDA 为 15 毫克/天，女性为 12 毫克/天。婴儿和儿童由于生长发育较快，所以对锌的每天相对摄入量较高。中国营养学会规定婴儿（0～1 岁）的 RDA 为 5 毫克，儿童（1～10 岁）为 10 毫克。

（六）食物来源

锌的丰富来源有面筋、米花糖、芝麻糖、口蘑、牛肉、肝、调味品和小麦麸。良好来源有蛋黄粉、西瓜子、干贝、花茶、虾、花生酱、花生、猪肉和禽肉。一般来源有鱿鱼、豌豆黄、海米、香菇、银耳、黑米、绿茶、红茶、牛舌头、猪肝、牛肝、豆类、金针菜、蛋、鱼、香肠和全谷制品（如小麦、大麦和燕麦等）。微量来源有海参、枣、黄鳝、木耳、大葱、甜面、酸梅晶、玉米粉、麦乳精、饮料、动物脂肪、植物油、水果、蔬菜、奶和糖。此外，大多数地区饮水中也含有少量的锌。

不同食物中锌的生物学效价相差甚大。肉和海产品中有效锌比蔬菜中的高。锌的功能受谷物和豆类中的植酸、菠菜中的草酸、高钙、高纤维、铜和某些罐头食品中的螯合剂所影响，因而应注意这些食物对锌的不利作用。

五、铜

铜既是营养素，又是有毒元素。人体每天需摄入 2 毫克铜。由于大部分自来水由铜管输送，所以，缺铜是很少见的。铜和锌互为拮抗物质，且有很强的拮抗作用，缺锌可导致铜摄入过量，反之，过量的锌可引起铜的缺乏。所以，好的补充剂含锌量应约为铜含量的 10 倍（如含锌 10 毫克，含铜 1 毫克）。

（一）吸收与代谢

正常人体内的含铜总量约为 100～150 毫克，其中约 50%～70%在肌肉和骨骼中，20%在肝脏中，5%～10%在血液中。少量存在于铜酶中。

铜在机体内以铜蛋白形式存在，铜具有造血、软化血管、促进细胞生长、壮骨骼、加速新陈代谢、增强防御机能的作用。铜元素可与其他元素一起辅助神经周围的绝缘性髓鞘的合成。

（二）过量与危害

铜诱导合成金属硫蛋白（MT），而 MT 可与镉、汞等有害金属结合，使之失去毒性。一般情况下，铜过量比铜缺乏更常见。服用避孕药或采用激素替代疗法也可使体内铜蓄积，而体内铜含量过多可导致精神分裂症、心血管疾病，并增加患风湿性关节炎的可能。

第六节　水和膳食纤维

一、水

水在人体中是含量最多营养物质，约占人体重量的 55%～70%。健康的成人每日摄入的水量和排出的水量基本相等，约为 2 500 毫升，称为水的动态平衡。水在人体中具有非常重要的作用，包括排毒养颜、润滑关节、缓解疲劳等。水对减脂的作用也非常大。

（一）水的功能

1. 溶解消化功能

水是体内一切生理过程中生物化学变化必不可少的介质。水具有很强的溶解能力和电离能力（水分子极性大），可使水溶性物质以溶解状态和电解质离子状态存在，甚至一些脂肪和蛋白质也能在适当条件下溶解于水中，构成乳浊液或胶体溶液。溶解或分散于水中的物质有利于体内化学反应的有效进行。

食物进入空腔和胃肠后，依靠消化器官分泌出的消化液，如唾液、胃液、胰液、肠液、胆汁等，进行食物消化和吸收。在这些消化液中水的含量高达 90% 以上。

2. 降脂功能

水是生命之源，多喝水可以加速新陈代谢，有利于尿酸、肌酸、二氧化碳等物质的排出。水能够稀释血液，血液黏稠会引起血液质量改变，引发疾病。

在新陈代谢过程中，人体内物质交换和化学反应都是在水中进行的。水不仅是体内生化反应的介质，而且水本身也参与体内氧化、还原、合成、分解等化学反应。

如果人体长期缺水，代谢功能就会异常，会使代谢减缓从而堆积过多的能量和脂肪，使人肥胖。

3. 载体运输功能

由于水的溶解性好，流动性强，又存在于体内各个组织器官，水充当了体内各种营养物质的载体。在营养物质的运输和吸收、气体的运输和交换、代谢产物的运输与排泄中，水都起着极其重要的作用。比如，运送氧气、维生素、葡萄糖、氨基酸、酶、激素到全身；把尿素、尿酸等代谢废物运往肾脏，随尿液排出体外。

4. 调节抑制功能

水的比热高，对机体有调节体温的作用。

防止中暑最好的办法就是多喝水。这是因为摄入的三大产能营养素在水的参与下，利用氧气进行氧化代谢，释放能量，再通过水的蒸发可散发大量能量，避免体温升高。当人体缺水时，多余的能量就难以及时散出，从而引发中暑。

此外，水还能够改善体液组织的循环，调节肌肉张力，维持机体的渗透压和酸碱平衡。

5. 润滑滋润功能

在缺水的情况下做运动是有风险的。因为组织器官缺少了水的润滑，很容易造成磨损。因此，运动前的1个小时最好先喝充足的水。

体内关节、韧带、肌肉、膜等处的活动，都由水作为润滑剂。水的黏度小，可使体内摩擦部位润滑，减少体内脏器的摩擦，防止损伤，并可使器官运动灵活。

同时水还有滋润功能，使身体细胞经常处于湿润状态，保持肌肤丰满柔软。定时定量补水，会让皮肤水润、饱满、有弹性。可以说，水是美肤的佳品。

6. 稀释和排毒功能

不爱喝水的人往往容易长痘痘，这是因为人体排毒必须有水的参与。没有足够的水，毒素就难以有效排出，淤积在体内，就容易引发痘痘。

（二）水的需求量

一个健康人从尿内排出的水分一天为400～1 600毫升，少则就不能将体内的废物排出。从大便内排出的水分为300～400毫升，少了就要便秘，从嘴巴呼出的水分一天有600～800毫升，从体表蒸发的水分是800～1 000毫升。这些失去的水分必须及时得到补充。不补充水分人体内就要脱水。当脱水时血液就浓缩了，各种腺体的大门就被迫关闭，新陈代谢变缓，电解质失去平衡，缺钾，缺钙。轻则烦躁不安，口腔干燥，四肢无力，抽筋，重则休克。所以人体一天必须补充 1 500～2 000 毫升的水分。人的一天可从食物中得到 1 000～2 000 毫升水分，再从茶水、饮料补充 1 500～2 500 毫升水分，所以人体每天摄入的水分一共为 2 500～4 000 毫升。

二、膳食纤维

膳食纤维是一种重要的非营养素，它是碳水化合物中的一类非淀粉多糖及寡糖等不消化部分。越来越多的研究表明，膳食纤维的摄入与人体健康密切相关。过量摄入膳食纤维会影响维生素、铁、锌、钙等的消化吸收，但是摄入不足会增加便秘、肥胖、糖尿病、心血管疾病和某些癌症发生的危险。所以与食物中的其他营养素一样，为了保持健康，膳食纤维的摄入量也要在适宜的范围之内。

膳食纤维的定义有两种：一是从生理学角度将膳食纤维定义为哺乳动物消化系统内未被消化的植物细胞的残存物，包括纤维素、半纤维素、果胶、树胶、抗性淀粉和木质素等；二是从化学角度将膳食纤维定义为植物的非淀粉多糖加木质素。

(一)膳食纤维的分类

膳食纤维可分为可溶性膳食纤维与非可溶性膳食纤维。可溶性膳食纤维包括部分半纤维素、果胶、树胶等；非可溶性膳食纤维包括纤维素、木质素等。

(二)膳食纤维的主要特性

1. 吸水作用

膳食纤维具有很强的吸水能力或与水结合的能力。此作用可使肠道中粪便的体积增大，加快其转运速度，减少其中有害物质接触肠壁的时间。

2. 黏滞作用

一些膳食纤维具有很强的黏滞性，形成黏液性溶液，包括果胶、树胶、海藻多糖等。

3. 结合有机化合物作用

膳食纤维具有结合胆酸和胆固醇的作用。

4. 阳离子交换作用

膳食纤维与阳离子的交换作用与糖醛酸的羧基有关，可在胃肠内结合成无机盐，影响钾、钠、铁等阳离子吸收。

5. 细菌发酵作用

膳食纤维在肠道内易被细菌酵解，其中可溶性膳食纤维可完全被细菌酵解，而非溶性膳食纤维则不易被酵解。酵解后产生的短链脂肪酸如乙酯酸、丙脂酸和丁酯酸均可作为肠道细胞和细菌的能量来源。

(三) 膳食纤维的生理功能

1. 有利于食物的消化过程

膳食纤维能增加食物在口腔咀嚼时间，可促进肠道消化酶分泌，同时加速肠道内容物的排泄，这些都有利于食物的消化吸收。

2. 降脂作用

膳食纤维可增强消化功能，推动肠蠕动，清洁肠道，促进体内脂肪和脂蛋白代谢，又可与胆汁酸，胆固醇结合，降低血清胆固醇浓度，使血脂中的胆固醇，甘油三酯下降；同时膳食纤维可结合胆酸，故有降血脂作用，可溶性纤维（如果胶、树胶、豆胶）的降脂作用较明显，而非溶性纤维无此作用。

3. 预防胆结石形成

大部分胆结石是由于胆汁内胆固醇过度饱和所致，当胆汁酸与胆固醇失去平衡时，就会析出小的胆固醇结晶而形成胆结石。膳食纤维可降低胆汁和胆固醇的浓度，使胆固醇饱和度降低，从而减少胆结石的发生。

4. 维护结肠功能，防止癌变

肠道厌氧菌大量繁殖会使中性或酸性类固醇，特别是胆酸、胆固醇及其代谢物降解，产生的代谢产物可能是致癌物质。膳食纤维可抑制厌氧菌，促进嗜氧菌的生长，使具有致癌性的代谢物减少；同时膳食纤维还可借其吸水性扩大粪便体积，缩短粪便在肠道的时间，防止致癌物质与易感的肠黏膜的长时间接触，从而减少癌变的可能性。

5. 防止能量过剩和肥胖

膳食纤维有很强的吸水能力或结合水的能力，可增加胃内容物容积而增加饱腹感，从而减少摄入的食物和能量，有利于控制体重，防止肥胖。

6. 防止便秘的作用

因膳食纤维具有吸水性和借吸水性扩大粪便体积，缩短粪便在肠道内时间，所以膳食纤维还有防止习惯性便秘和痔疮的作用。

（四）膳食纤维的合理摄入量

成人以每日摄入 30 克左右膳食纤维为宜。"物无善恶，过则成灾"，作用虽好，多食也无益。过多摄入膳食纤维，还会影响其他营养素的吸收利用，这是因为膳食纤维可与钙、铁、锌、钾、钠等结合，从而影响这些元素的吸收利用。《中国居民膳食指南》推荐参考摄入量是 25 克/天，一般认为每天摄入量少于 22 克/天为缺乏。

（五）膳食纤维的食物来源

动物性食物几乎不含膳食纤维，膳食纤维主要来源于植物性食物，尤其是全谷类食物，是膳食纤维的主要来源，如粮谷类的麸皮和糠含有大量纤维素、半纤维素和木质素；柑橘、苹果、香蕉、柠檬等水果和洋白菜、甜菜、苜蓿、豌豆、蚕豆等蔬菜含有较多的果胶。除了天然食物所含自然状态的膳食纤维外，近年还出现了多种粉末状、单晶体等形式从天然食物中提取的膳食纤维产品，如魔芋粉等。

麦麸、全谷、干豆、干的蔬菜和坚果所含的膳食纤维是不可溶性膳食纤维，燕麦、大麦、水果和某些豆类所含的膳食纤维是可溶性膳食纤维。

（六）增加膳食纤维的途径

可通下列途径帮助达到每天摄入 25～35 克的膳食纤维的目标。

1. 早餐多吃高膳食纤维食物

家庭可用小米、绿豆等富含膳食纤维的食物做全谷物早餐，还可以食用燕麦片、全麦饼干和全麦膨化食品。

2. 多吃全谷类食品

午餐或晚餐多吃全谷类食品，如全麦面点、米饭等。

3. 食品多样化

要吃多种食品，这样既可吃到可溶性膳食纤维，也可吃到不溶性膳食纤维。

4. 多吃水果、蔬菜

有些水果如浆果、猕猴桃、无花果、火龙果等可带籽吃，籽中含膳食纤维较高。

5. 多吃整果，少喝果汁

水果中的膳食纤维主要存在于果皮和果肉中，而加工果汁时，果皮和果肉已被去掉，果汁几乎不含膳食纤维。所以提倡吃全果，或是果蔬汁（包括果皮果肉的全果汁）。

6. 按照食品标签提示，选择高膳食纤维食品

按照食品标签提示，选择低能量、低脂肪、低糖、低碳水化合物的食品，选择高蛋白质、高膳食纤维的食品有利于身体健康。

7. 每天摄入蔬菜 500 克，水果 200 克，豆类 50 克，谷薯类 300 克，就能满足膳食纤维的需要。

第七节　体重管理标准

一、膳食能量参考摄入量

人类可以通过改变摄入的营养，来减轻脂肪堆积。

人体能量代谢的最佳状态是达到能量消耗与能量摄入的动态平衡。这种能量的动态平衡能使机体保持健康。如果能量代谢失衡，即能量缺乏或过剩将对身体健康造成不利。

首先要确定自身的基础代谢，现在信息技术非常发达，建议直接购买一个体脂秤，结果一目了然，毕竟在减脂期间，要经常看数据，体脂秤在减脂期间是离不开的。当然在这里也给到大家一个计算基础代谢的方法。

公式如下：

（1）基础代谢率(男)＝10×体重(千克)＋6.25×身高(厘米)－
　　　　　5×年龄(岁)＋5

（2）基础代谢率(女)＝10×体重(千克)＋6.25×身高(厘米)－
　　　　　5×年龄(岁)－161

在没有体脂秤的情况下，也可以用以上公式来计算基础代谢率。

其次要根据每天的活动量，用基础代谢率乘活动系数，来确定每日消耗量。

如果您每周不进行运动或者很少进行运动，那么您的活动系数为 1.2；

如果您每周锻炼 1～3 次的低强度运动，那么您的活动系数为 1.375；

如果您每周锻炼 3～5 次的中等强度运动，那么您的活动系数为 1.55；

如果您每周锻炼 6～7 次的较大强度运动，那么您的活动系数为 1.725；

如果您从事高强度运动，那么您的活动系数为 1.9；

计算举例：男，30 岁，70 千克，身高 175 厘米，每周有 1～3 次训练。该男士每日基础代谢率为：

$$10×70(千克)＋6.25×175(厘米)－5×30(岁)＋5＝1\,649\,卡。$$

该男士每日能量消耗量为：$1\,649×1.375＝2\,267\,卡$。

由于该男士的每日消耗量为 2 267 卡，每天只需补充 2 267 卡就可以达到动态平衡的效果。

二、膳食能量推荐摄入量

根据上述计算每日消耗量的公式，我们就可以来设置每日的摄入量了。如果您要保持体重不变，只需要每天摄入相等热量即可，如果您要增重，只需每天摄入热量大约每天消耗量即可。如果您要减重，每天摄入量小于消耗量即可。

在减脂期间，摄入量小于消耗量，但不能过度节食。在这里给大家一个减脂期间的限制摄入量为：每日消耗量×75%。承接上面的举例：男士每日消耗 2 267 卡×75%＝1 700 卡。即该男士在减脂期间每天摄入 1 700 卡。或者是 1 700 卡<每日摄入量<2 267 卡。

根据中国居民膳食指南要求，正常人群三大营养素摄入的能量比分别为蛋白质 10%～15%，脂肪 20%～30%，碳水化合物 55%～65%。如果是减脂人群，三大营养素摄入的能量比分别为蛋白质 20%～30%，脂肪 15%～25%，碳水化合物 45%～55%。

三、食物热效应

虽然每日的消耗量和摄入量都可以算的很明白，但是我们还是会忽略一些热量，比如食物在消化、吸收、运输、存储的过程中会消耗热量，这个过程被称为热效应。在我们人体摄入的三大营养物质中，碳水化合物的热效应仅为 5%～6%，脂肪的食物热效应为 4%～5%，而蛋白质的食物热效应为 30%～40%。由此可见，消化蛋白质远远比消耗相同重量的碳水化合物和脂肪需要的热量多。所以说在减肥过程中适当调整蛋白的摄入量，是有利于减脂的。

四、生长发育及影响能量消耗的其他因素

处在生长发育过程中的儿童，其一天的能量消耗还应包括生长发育所需要的能量。怀孕的妇女，由于子宫内胎儿的发育，孕妇间接地承担并提供其迅速发育所需的能量，加上自身器官及生殖系统的进一步发育需要特殊的能量，尤其在怀孕后半期。

除上述影响基础代谢的几种因素对机体能量消耗有影响之外，还受情绪和精神状态的影响。脑的重量只占体重的 2%，但脑组织的代谢水平是很高的。例如，精神紧张地工作，可使大脑的活动加剧，能量代谢约增加 3%～4%，当然，与体力劳动比较，脑力劳动的消耗仍然相对较少。

五、日常生活中的减肥饮食

（一）日常饮食应该吃什么

有时吃饭不能严格按照提前制定好的食谱来吃，生活中会出现各种意外。所以在这里给大家一个大的原则，让你吃的饱而且还能减肥。

主食应该怎么吃，尽量减少精粮米面，比如粥、粉、馒头、面条等，可以用谷物来替代，比如糙米、小麦、藜麦、红薯、紫薯、燕麦、玉米等。即使是全麦的面粉也会导致血糖飙升，加速脂肪转化。

菜类怎么吃？多吃一些低淀粉的蔬菜。比如西兰花、蘑菇、西葫芦、芦笋、秋葵、彩椒、甜菜等，因为它们富含膳食纤维和抗氧化剂。

水果怎么吃？在选择水果过程中，尽量选择多种颜色的水果，颜色种类越丰富越好，水果越新鲜越好。比如：草莓、蓝莓、樱桃、桃子、橙子、石榴、苹果等。水果富含类胡萝卜素和类黄酮，具有降脂和抗氧化的作用。

肉类怎么吃？多吃深海鱼类，比如鲱鱼、金枪鱼、三文鱼等，如果不容易买到，可以补充深海鱼油。禽类中鸡鸭肉也可以吃，记得要去皮吃。畜类中猪牛羊肉，尽量选择后腿肉或者里脊肉食用。畜类中颜色越红，蛋白越高，对减脂越有利。

饮料和肥肉怎么吃？尽量不吃不喝。在减脂期间对果汁和蜂蜜等天然糖分或者后添加糖分都尽量不要食用。减少饱和脂肪和反式脂肪酸的摄入。人体对脂肪的吸收率为 96%，可谓是吃多少长多少。所以日常饮食中，能看

到的肥肉，尽量不吃。

（二）日常饮食中每类食材应该吃多少

一般的减肥餐都有控制的摄入量，但这对大多数人来说，是很难执行的。在这里教给大家一个简单易学的方法。简称"1＋1＋2"原则。即一个拳头大小的主食、一个手掌大小的肉食、2个拳头大小蔬菜。

第三章　体控管理与有效运动

第一节　最佳有氧运动

一、有氧运动的概念

有氧运动是指人体在氧气充分供应的情况下进行的体育锻炼。即在运动过程中，人体吸入的氧气与呼出的气体到达动态平衡，达到生理上的平衡状态。

也可以说是，有氧运动是指有节奏性的运动，其运动时间在 15 分钟以上，运动强度在中等或中等以上的程度（最大心率值的 $60\%\sim80\%$）。有氧运动是一种恒定运动，是持续 5 分钟以上说话自如的一项运动。

"最佳有氧运动"，衡量的核心标准是心率。心率保持在最佳心率区间：（220－年龄－安静心率）$\times35\%$＋安静心率与（220－年龄－安静心率）$\times45\%$＋安静心率之间的心率为最佳减脂运动。因为此时血液可以供给心肌足够的氧气。因此，有氧运动的特点是有节奏，强度低，持续时间较长。要求每次锻炼的时间不少于 15 分钟，每周坚持 3~5 次。这种锻炼，氧气能充分燃烧体内的糖分，同时消耗体内脂肪，增强和改善心肺功能，预防骨质疏松，调节心理和精神状态，是健康减脂的主要运动方式。如果体重超标，要想通过运动来达到减肥的目的，建议首先选择有氧运动，像快走、慢跑、骑自行车。

二、最佳有氧运动

（一）游泳

运动优点：游泳是克服水的阻力而不是克服重力，肌肉和关节不易受损，能有效保护膝关节；冷水环境下运动，热量消耗大，配合适量节食，对减肥效果非常明显。

适宜人群：体重超标人群；膝关节受损；减肥；增强体质的人群。

运动周期：每周 3～4 次，每次 15～90 分钟。

热量消耗：约 650 千卡/小时

（二）快走

运动优点：通过快走，大脑的供血量增加、供氧量提升 20%，这样能有效提高睡眠质量；在快走的过程中，肺部的容量平均从 5.8 升上升到 6.2 升，同时，心脏泵血能力增强，血液中氧气的携带量会大大增加，心跳、血压和血管壁的弹性也会随着升高；快走还可以缓解紧张和焦虑，释放让人快乐的物质。

适宜人群：瘦身人群，需要缓解压力，缓解亚健康，以及预防心血管疾病的人群。

运动周期：每周 3～4 次，每次 40～60 分钟。

（三）骑自行车

运动优点：骑自行车对心肺功能的耐力锻炼效果与游泳和跑步相同。同时对预防大脑老化，提高神经系统的敏感度，提高下肢肌力和增强全身耐力。自行车还可以瘦身，是周期性的有氧运动，热量消耗较多，对腰间盘突出、颈椎病等有很好的锻炼和康复效果。

适宜人群：体重严重超标，颈椎病和腰间盘突出的人群。

运动周期：每周 3～4 次，每次 30～90 分钟。

三、有氧运动控制体重的原理

减脂的原理是，你每天消耗的热量要多于吸收的热量，同时在低强度运动中动用更多的脂肪参与供能。高强度的锻炼肯定比低强度的锻炼消耗更多的能量，不过，有氧运动强度太大的话就会消耗肌肉。当运动量达最大心跳率 45%～55% 时，身体消耗的脂肪比糖或肌肉都要多，但如果运动强度再大的话，比如达到 60% 以上，身体就会动用更多的碳水化合物作为能量来源。有氧运动是消脂减肥的好方法，但如果时间太长，消耗的就不单是脂肪了，还消耗肌肉。

（一）最佳有氧运动与减肥的关系

有氧运动，也称有氧代谢运动，指以脂肪的有氧代谢方式供能的运动，在运动过程中，机体的摄氧量与需氧量达到动态平衡。运动时心率在最佳强度心率区间，大强度的有氧运动心率也会超过150次/分，而且会有无氧代谢参与部分供能。有氧运动的特点是供氧量充足，持续时间长，运动强度低，大肌肉群参与，具有一定的节奏感，方便易行，易于坚持。

（二）运动减肥的生理生化分析

体重指数（BMI）与身体活动之间呈反比例的关系，运动可以通过增加能量消耗而减少体内脂肪的存储。

1. 运动减肥的作用

运动可以加快脂肪代谢，限制脂肪积累。运动还可以抑制过度进食所引起的脂肪细胞数量升高，同时减少脂肪细胞体积的增加；运动可以提高安静时代谢率（RMR），RMR所消耗的能量占总能量消耗量的60%～70%；运动可以改善肥胖者与能量代谢调节相关的激素水平，如提高胰岛素的敏感性等。

2. 身体成分及减肥的机理分析

体重分为瘦体重和脂肪体重。瘦体重主要包括肌肉、器官、骨骼、皮肤、体液及其他非脂肪组织。减肥主要是减去多余的脂肪而保留瘦体重。影响体重的基本要素是热能摄入量与消耗量。当成人热能摄入量等于消耗量时，则体重基本保持不变，即能量平衡。当热能摄入量大于消耗量时则热量过剩而体重增加，即热能正平衡。如果热能摄入量小于消耗量时，则热量摄入不足而导致体重减轻，即热能负平衡。因此，减肥的目的就是要减去体内多余的脂肪，通过改变摄入热能平衡来实现，即调节代谢功能，增加脂肪消耗。

3. 有氧运动对脂肪体积的影响

当人体进行长时间的耐力运动时，体内的碳水化合物所供应的能量不能满足机体的需要，通过增加氧气的供给，体内的脂肪和蛋白质会经过糖异生的氧化分解，产生能量供人体使用。耐力运动中以有氧运动对人体内脂肪代谢的影响最为明显，可以直接影响脂肪组织中脂肪细胞的体积。因为有氧运动可以通过增加能量的消耗减少体内脂肪的存储，抑制脂肪细胞的积累，减小脂肪细胞的体积，降低人体的摄食效率，减少脂肪的沉积。

4. 有氧运动对胰岛素作用的影响

减脂和能耗主要是通过调节内分泌代谢来实现。有氧运动可改善肥胖者胰岛素受体结合力和胰岛素的敏感性，有氧运动使血浆胰岛素水平下降，胰高血糖素、儿茶酚胺和肾上腺素分泌增加，促使脂肪水解过程的限速酶活性增加，加速脂肪的水解，促进脂肪的分解。因此，有氧运动能够有效地控制脂肪的合成和增加脂肪的供能，促进脂肪的消耗。大量研究表明，在进行长距离中等强度的运动时，血浆游离脂肪酸是重要的化学能源。实验证明，运动时人体骨骼肌氧化脂肪酸40%来自骨骼肌细胞内脂肪水解，60%来自脂肪组织和血浆甘油三酯水解后释放的游离脂肪酸。另外，有氧运动在减体脂的同时，还可以改善机体功能，提高机体的免疫功能。因此，就能量消耗而言，有氧运动对所有的人都是有效的，是副作用最小、最有利于健康的减肥方法。

（三）有氧运动减肥的生理学分析

在人们进行最佳有氧运动时，人体系统内部会发生各种各样的变化。这些变化的产生是由于身体运动刺激体内基础代谢水平的提高而引起的体内各功能系统进行重新运作的一种适应性反应。其中循环系统的变化尤为突出，因为它为其他功能系统的运作提供物质保障。从这一点上讲，健身首先应健其心。有氧运动就是增强人的心肺功能的一种健身运动。

四、最佳有氧运动训练计划

长时间低强度的最佳有氧训练可以改善健康，促进人体内的脂肪燃烧，而过量的运动则会给身体带来巨大的损害，以下是健身者进行低强度恒速有氧训练时需要注意的几点问题：

（1）个人建议，每周3~5次，每次训练40~60分钟，训练时，将心率保持在（220－年龄－安静心率）×35%＋安静心率与（220－年龄－安静心率）×45%＋安静心率之间。例如：某人年龄35岁，安静心率65，最佳运动心率为：代入公式：（220－35－65）×35%＋65 与（220－35－65）×45%＋65，得出最佳有氧运动心率为107~119。

（2）如果膝关节或踝关节存在损伤，可选择，跑步机和游泳等运动方式。

（3）训练前充分热身。

（4）在训练中补充水分，按照多次少量的原则。

（5）训练后进行静态拉伸。

最佳有氧运动举例：

（1）依据最佳有氧运动心率，快走 40 分钟。

（2）在跑步机上保持时速 4.5 千米/小时，坡度根据最近有氧心率进行调节，运动 40～60 分钟。

第二节 空腹有氧训练

一、空腹有氧训练的概念

空腹有氧训练（Fasted Cardio，简称 FC）是近几年非常流行的运动方式，在健身界甚至耐力运动员中广受欢迎。什么是空腹有氧训练呢？

依据食物在人体内的消化流程，可以简单地把一天中的各时段分为进食状态与空腹状态。其中，进食状态就是指人体正在消化、吸收食物的时间段；空腹状态就是指人体完成消化、吸收食物后的时间段。

在进食状态下，人体血液中血糖含量升高，胰岛素分泌，人体处于脂肪合成状态（脂肪更容易堆积）。在空腹状态下，血液中血糖含量降低，胰岛素回归到初始状态，脂肪更容易被分解。

所谓空腹有氧训练，通俗地讲，就是人在空腹状态下进行的有氧运动。

二、空腹有氧训练的原理

从微观角度来讲，脂肪的燃烧分为两个过程：脂类分解和脂肪氧化。通过下面的研究报告，我们可以清晰地了解到空腹有氧训练的减脂益处：

（1）空腹有氧训练可以加速脂类分解，脂类分解会促进脂肪氧化，提高减脂速率。

（2）碳水化合物的摄入会阻碍脂肪氧化，降低减脂速率。

（3）发表在《英国营养学杂志》的研究表明，相比在进食状态下运动，在清晨进行空腹有氧运动的受试者，额外燃烧了 20% 的脂肪。

空腹有氧训练的原理显而易见：空腹状态时，胰岛素含量相对较低，由于缺少碳水化合物的摄入，人体会调动更多脂肪，为运动提供所需的能量。

三、空腹有氧训练的作用

（一）可以消灭腹部的顽固脂肪

在运动或日常生活中，全身的脂肪共同燃烧，为身体提供能量。人体各部位的脂肪燃烧速率不同，一些部位的脂肪更容易堆积，也更难被消除，这些部位被称为顽固部位。

（二）可以提高力量和耐力

新西兰食品营养与人类健康中心（Institute of Food Nutrition and Human Health）的研究表明：空腹有氧训练可以有效提高最大摄氧量和肌糖原含量，从而促进力量和耐力的增长。

四、空腹有氧训练适应人群

从本质上讲，空腹有氧训练就是空腹状态下的低强度恒速有氧训练（LISS）。以下群体不建议进行空腹有氧训练：

（1）存在已知心血管疾病人群，包括心脏、外周血管或脑血管疾病等。

（2）存在已知肺脏疾病人群，包括慢性阻塞性肺病、哮喘、间质性肺病或囊性纤维化等。

（3）存在已知代谢疾病人群。

（4）休息或轻度活动会出现气短眩晕或晕厥症状人群。

（5）端坐呼吸或阵发性呼吸困难人群。

（6）存在脚踝水肿、心悸或心动过速、间歇性跛行和心脏杂音人群。

（7）孕妇和中老年人。

总之，空腹有氧训练不适合非健康人群，尤其是低血糖人群。在非健康状态下进行空腹有氧训练，只会危害身体健康。

五、空腹有氧训练的现状

相比 LISS，空腹有氧训练的耗时更短，减脂效率更高，但它仍然不是最理想的减脂运动。相比高强度间歇性训练、力量训练和循环训练，空腹有氧训练对提升运动后的热量消耗几乎没有帮助，仅能提高运动中的热量消耗。以全天燃脂量作为考核指标，空腹有氧训练并没有明显优势。

此外，空腹有氧训练主要集中在清晨进行，对许多健身者而言，并不方便。

从另一个角度来看，空腹有氧训练也有其自身的优点。相比高强度间歇性训练、力量训练和循环训练，空腹有氧训练的适用群体更广泛，适合初、中级健身者使用。此外，据美国顶级运动专家吉姆·斯托帕尼（Jim Stoppani）博士的研究，空腹有氧训练对消灭顽固部位脂肪非常有帮助。如果你的体脂很低，但腹部、腿部等部位仍有一些顽固脂肪，空腹有氧训练就是消灭这些脂肪的利器。如果你正在进行低碳水饮食（或低热量饮食），个人不推荐进行空腹有氧训练。

六、空腹有氧训练步骤

在空腹状态下，由于长时间未摄入碳水化合物，缺少碳水化合物摄入的情况下，人体主要靠脂肪和蛋白质（肌肉）通过糖异生来供能，所以说空腹有氧训练不仅会加速脂肪燃烧，但是也会加速肌肉消耗，这是空腹有氧训练非常致命的缺陷之一。人体的肌肉含量越多，人体的新陈代谢越快，每天燃烧所需要的热量也就越多。如果在空腹有氧训练中损失过多肌肉，导致基础代谢降低，就会对减脂造成不利影响。以下是针对空腹有氧训练的建议：

（1）选择清晨作为空腹有氧训练效率会更高效，经历了一夜的睡眠后，清晨处于完全空腹状态。

（2）在空腹有氧训练前，请不要摄入任何富含碳水化合物的食物，包括水果、全谷物和糖等。

（3）空腹有氧训练前，如果有条件，可以摄入 10～20 克乳清蛋白（粉）或 5～10 克支链氨基酸（BCAAs）可以防止肌肉分解。如果没有条件，也可以食用 3～5 个蛋清。不推荐单独喝牛奶，因为牛奶中含有的碳水化合物过多。来自日本的研究表明，运动前服用支链氨基酸可以增强有氧运动的燃脂效率。

（4）在空腹有氧训练前半小时补充 200～300 毫升常温水。

（5）空腹有氧训练时，每 15 分钟左右饮用 150～300 毫升水。

（6）空腹有氧训练的持续时间以 20～30 分钟为宜，每周进行 3～5 次训练，训练强度为中、低等，心率为最大心率的 $45\%\sim55\%$。在该强度和频率下进行空腹有氧训练，可以防止肌肉过量流失。

（7）空腹有氧训练前，可以使用咖啡因（咖啡）。这种成分可以促进儿茶酚胺的分泌，加速脂肪燃烧。

七、空腹有氧训练计划

（1）以 $6\sim8$ 千米/小时的速度，在跑步机上匀速跑 $20\sim30$ 分钟。

（2）以恒定速度，围绕操场慢跑 $6\sim8$ 圈。

（3）以恒定速度，骑行 $5\sim10$ 千米。

（4）以恒定速度，在椭圆机上运动 30 分钟。

（5）以恒定速度，在划船机上运动 25 分钟。

第三节　高强度间歇训练

一、高强度间歇训练的概念

高强度间歇性训练（HIIT），是一种让你在短时间内进行全力、快速、爆发式锻炼的一种训练技术。这种技术让你在短期内心率提高并且燃烧更多热量。一种高强度锻炼使得身体对氧气的需求增加，并且制造缺氧状态，导致你的身体在恢复期间需要更多氧气。

二、高强度间歇训练的原理

这种锻炼导致运动后过量耗氧。这也就是为什么相对于普通有氧训练和稳定状态锻炼，高强度锻炼将会帮助你燃烧更多脂肪和热量。加速代谢，将高强度与间歇性相结合可以导致运动后过量耗氧，这可以加速你的代谢速率。在做完一整套 HIIT 锻炼后你的代谢率可以在 48 小时内获得提升。这表示即使你已经离开健身房，你依然在燃烧脂肪。

三、高强度间歇训练注意事项及特点

（一）HIIT 的注意事项

（1）在避免运动损伤的前提下达到最完美的训练效果。

（2）循序渐进，在增加运动强度之前逐步适应训练，最好使自己达到有氧健身的基础水平。也就是说，在进行高强度间歇有氧训练前，我们应持续进行一个月的适应，每周至少完成 3 次 20 分钟的有氧训练，让机体逐渐适应训练状态。

（3）刚开始训练时，我们有可能完成不了一套完整的 HIIT 训练。这时，我们可以在完成常规有氧训练的基础上，混合 2～3 个较为简单的高强度训练动作。当身体状态得到提升，逐步适应当前训练强度后，适当加入更多的训练动作，直至完成所有训练。

（4）选择一种较为舒服的运动方式，如果不喜欢某种形式的训练，一定不会坚持很久。在进行 HIIT 训练前，要选择一种喜欢的方式。

（二）特点

间歇性训练比那些稳定的有氧训练能更加有效地提高新陈代谢水平。经过适量的对抗性训练之后，再进行一组间歇性训练，能够让新陈代谢在未来的 24 小时内都保持在一种较高的水平，在某些情况下，还会持续 42 小时。

四、高强度间歇训练的作用

在中低强度的有氧训练中，间歇性地冲击强度，有利于身体更快燃烧热量，如果你正在减肥，不妨试试将间歇性训练加入有氧训练中，你将发现，虽然自己练得上气不接下气，但脂肪减少的速度快了很多。

在中低强度的有氧运动中，间歇性地冲击有氧运动强度，有利于身体更快燃烧热量，这与身体吸收并利用氧气的功能有关。当人们谈论有氧运动后身体新陈代谢速度时，实际上是指有氧运动时身体对氧气的利用率，人体 95％的能量消耗都来自食物的氧化反应，因此增加身体对氧气的再利用可以更快地燃烧热量。

在慢跑时，氧气的吸收只会在前几分钟内增加，在接下来的训练中，氧气的吸收将保持在一个稳定的水平。一旦你开始了有氧运动，固定强度的定期训练将不再增加身体利用氧气的能力。这意味着新陈代谢速度达到了高原状态，降低体重也变得越来越困难了。

这时，就要引入间歇性训练了，在训练当中加入短时间的高强度运动，就可以较大地增加氧气吸收量，而且训练结束后身体对氧气的吸收也大大增多，这就是在间隔性快速跑结束后你会大喘气，而在慢跑中很少会出现这种情况的原因。

通过在日常训练中穿插时间更长、更剧烈的间歇性动作，你的最大摄氧量将不断增加，最终将能更好地利用氧气。换句话说，通过训练加快了自己的新陈代谢率，使身体能更有效率地燃烧热量，同时改善心血管功能，这意味着长跑也将变得更容易、更快。

此外，有氧间歇性训练还能帮助初学者循序渐进地增加运动强度，达到锻炼身体的目的。

五、高强度间歇训练内容

1. 跪姿俯卧撑

双脚交叉并拢，双膝着地，双臂伸直，与肩同宽，双手在胸部的正下方，两个手掌平放在地面上。大腿与上身以及头部呈一条直线，不要撅屁股或者塌腰。这是该动作的起始姿势。然后以膝盖为支点，弯曲肘部，直到胸部与地面近一拳之隔。暂停一下，然后将自己退回到起始姿势，如此重复，如图 3-1。

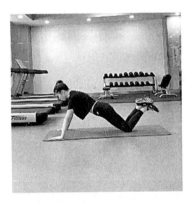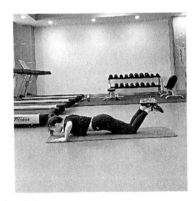

图 3-1　跪姿俯卧撑

2. 徒手深蹲

将两脚叉开稍微比臀部宽一些，脚尖稍微向外，将身体的重量平均地分配在两个脚掌上，背部呈现挺直状态，当身体下蹲时要注意膝盖不能超过脚尖的垂直高度，臀部要保持像坐板凳一样，如果3-2。

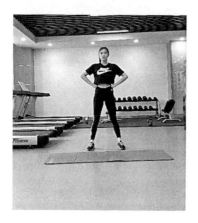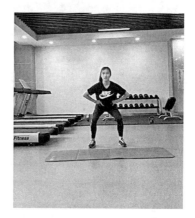

图3-2　徒手深蹲

3. 侧身跨步登山

双脚并拢，俯卧于瑜伽垫上，双手与肩同宽，一侧脚踏出于同侧手旁，腹部收缩发力，收紧肩部和腹部，换腿时，腹部明显收缩发力带动腿部，肩部始终处于紧绷状态，如图3-3。

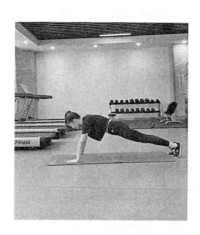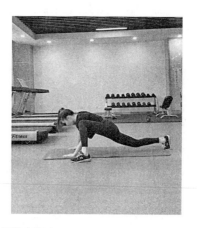

图3-3　侧身跨步登山

4. 低冲击高抬腿

双腿自然站立，保持上身挺胸抬头，两腿交替抬至水平位置，如图3-4。

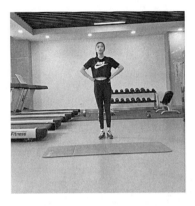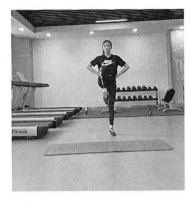

图 3-4　低冲击高抬腿

5. 平板支撑

俯卧于地面，双手支撑在地面上，肩膀垂直于地面，双脚着地，身体离开地面，躯干伸直，头部、肩部、髋部和踝部保持在同一平面，腹肌收紧，盆地肌收紧，脊椎延长，眼睛看向地面，保持呼吸均匀（图 3-5）。

6. 肘撑平板支撑

俯卧于地面，双轴支撑在地面上，肩膀和轴关节垂直于地面，双脚着地，身体离开地面，躯干伸直，头部、肩部、髋部和踝部保持在同一平面，腹肌收紧，盆地肌收紧，脊椎延长，眼睛看向地面，保持呼吸均匀（图 3-6）。

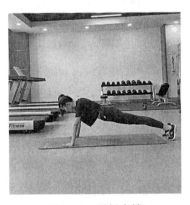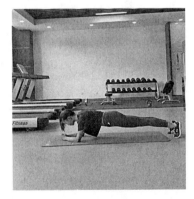

图 3-5　平板支撑　　　　　　图 3-6　肘撑平板支撑

7. 箭步蹲

双脚与髋同宽站立，挺胸收腹，右脚向前迈出一大步呈弓箭步，并下压。

挺胸抬头腰腹收紧，屈膝下压，大腿垂直于地面，小腿平行与地面，两脚同时用力，重心垂直向上升起。然后右脚退回，成起始姿势（图3-7）。

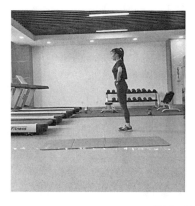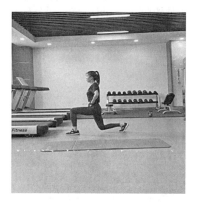

图3-7 箭步蹲

8. V字支撑

臀部坐于瑜伽垫上，调整躯干位置，不要硌到尾骨，背部挺直，绷紧腹部，双手放于小腿两侧，小腿抬至与地面平行状态，全程保持均匀呼吸，整个动作过程中腹部始终有紧绷感（图3-8）。

9. V字对抗支撑

臀部坐于瑜伽垫上，调整躯干位置，不要硌到尾骨，背部挺直，绷紧腹部，双手放于小腿两侧，小腿抬至与地面平行状态，双手与膝盖用力对抗，全程保持均匀呼吸，整个动作过程中腹部始终有紧绷感（图3-9）。

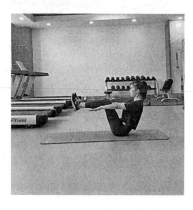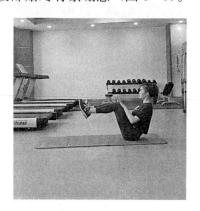

图3-8 V字支撑　　　　　　　图3-9 V字对抗支撑

10. 侧弓步蹲

双腿与髋同宽站立，挺胸抬头，腰背平直，右脚向右迈出一大步，呈侧弓步，膝盖和脚尖方向一致，身体垂直下坐（图 3 - 10）。

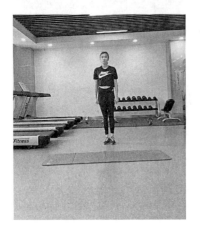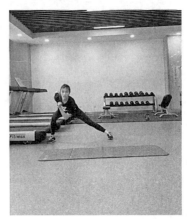

图 3 - 10　侧弓步蹲

11. 臀桥

仰卧于垫子上，双手放于身体两侧，身体保持在同一水平线上，吸气时，臀部夹紧，并慢慢抬起，直至肩胛骨离开垫面，并达到大腿与小腿垂直位置，然后停顿 10 秒钟，并回到初始位置（图 3 - 11）。

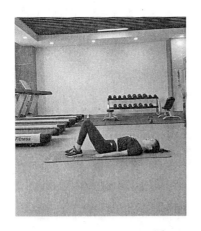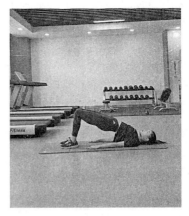

图 3 - 11　臀　桥

12. 开合跳

站姿准备，双脚往外跳开约比肩宽一些，双手位于腰部，再跳一次后双脚并拢，主要身体要向头顶方向延伸，尽量不要驼背（图3-12）。

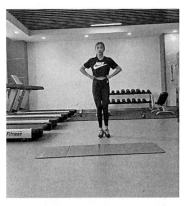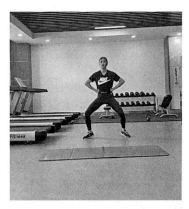

图3-12　开合跳

13. 缓冲深蹲跳

双腿分开与肩同宽，下蹲至大腿与地面平行时，迅速跳起，落地时身体向前俯身，并屈膝缓冲至大腿与地面平行，然后回到起始位置（图3-13）。

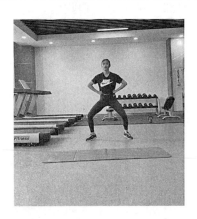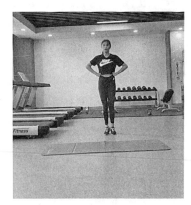

图3-13　缓冲深蹲跳

14. 波比跳

双腿并腿站立，身体下蹲，待双手触地后，双脚往后伸，保持后背平直，夹紧臀部，持续绷紧腹部。胸部向地面下沉，达到大臂与地面平行。然后用力伸展手肘，髋部往上推到完全伸展，膝盖往胸口拉。双腿拉到双手位置时，双脚触地，然后双手推地，垂直向上跳，跳到最高点后，双手夹臂向上，最后落地缓冲（图3-14）。

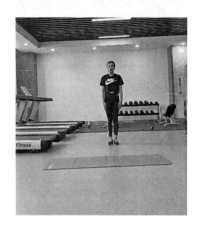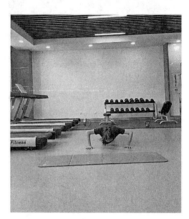

图3-14　波比跳

15. 支撑平移

俯撑在垫子上，双脚并拢，左手和右脚同时向右侧平移，然后回到起始位置，在做的过程中，身体保持稳定，肩部、腰腹部全程收紧，动作越流畅越好（图3-15）。

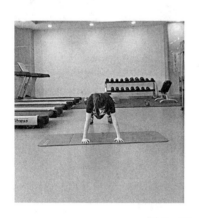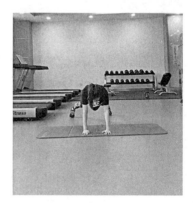

图3-15　支撑平移

16. 平板支撑交替抬腿

俯卧于瑜伽垫上，双手撑地，保持身体呈一条直线，双腿交替向上抬至最高点，抬腿时，支撑腿及上半身保持不动，腹部全程保持紧绷，抬腿时，臀部有一定的收缩挤压感，动作过程中双腿完全伸直（图3-16）。

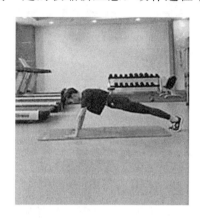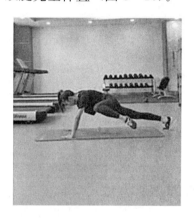

图3-16　平板支撑交替抬腿

17. 动态平板支撑

俯身双手撑地，收紧腹部，腰背挺直，全身保持稳定状态。手和小臂一次着地，在做动作过程中腹部始终要有紧绷感（图3-17）。

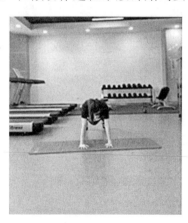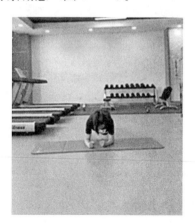

图3-17　动态平板支撑

18. 缓冲深蹲

双腿分开与肩同宽，下蹲至大腿与地面平行时，迅速站起，落地时身体向前俯身，并屈膝缓冲至大腿与地面平行，然后回到起始位置（图 3-18）。

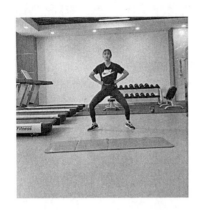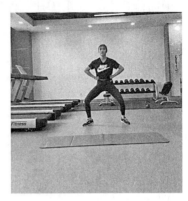

图 3-18　缓冲深蹲

19. 蛙泳划臂

俯卧在垫子上，腹部和髋部着垫，其他部位离开地面，双臂和双腿向前向后伸直，挺直腰背，夹紧双肩，手臂向后滑动，至大腿两侧，打开双肩，双臂向前划至初始位置，向后划吸气，向前划呼气（图 3-19）。

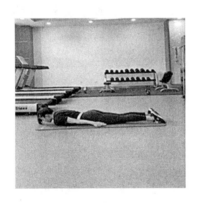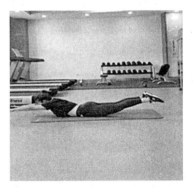

图 3-19　蛙泳划臂

20. 深蹲提膝

双脚比肩稍宽站立，双手置于头后，屈髋下蹲，大腿与地面平行，需注意膝盖与脚尖方向一致。站立时，重心位于脚掌外侧，支撑腿一侧的臀部绷紧，对侧肘关节与膝关节相触，双腿交替提膝（图 3-20）。

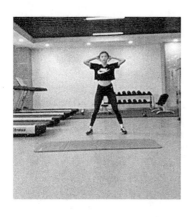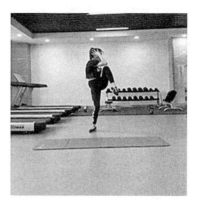

图 3-20　深蹲提膝

21. 卷腹

仰卧于垫子上，双手置于头后，屈膝。卷腹时，双臂依然打开，当肩胛骨下缘离开地面时停止。整个过程，脖子是放松状态。卷腹时主要是腹部收缩发力，尤其是上腹部发力更佳明显（图 3-21）。

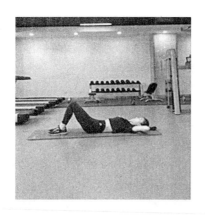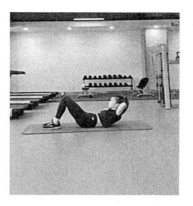

图 3-21　卷　腹

22. 摆臂下蹲

双腿站立，开度比肩宽。双手夹臂上举，蹲至大腿与地面平行时，手臂迅速下摆，落地时身体向前俯身，并屈膝缓冲至大腿与地面平行，然后回到起始位置（图 3-22）。

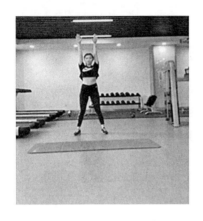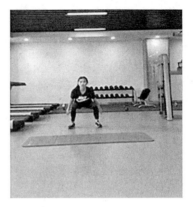

图 3 - 22　摆臂下蹲

23. 侧卧抬腿

侧卧于垫子上，双腿伸直，上方腿伸直并微微抬起，脚尖朝下，臀部外侧发力并将上方腿抬至最高点，抬腿时呼气，下放时吸气，抬腿时大腿向髋的方向收缩，而不是向远端延展（图 3 - 23）。

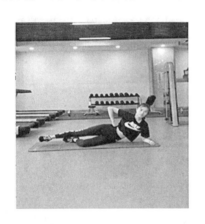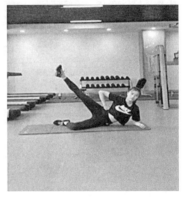

图 3 - 23　侧卧抬腿

24. 俯身提膝

俯身撑地，双手臂伸直，两脚脚尖撑地，腹部收紧，腰背挺直，两腿交替向前向上提膝，使膝关节尽量触到胸部（图 3 - 24）。

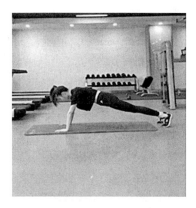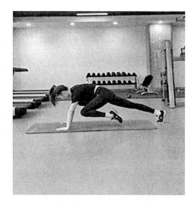

图 3-24 俯身提膝

25. 摸地深蹲跳

双腿分开与肩同宽，下蹲至大腿与地面平行时，俯身双手触地，然后迅速跳起，落地时身体向前俯身，并屈膝缓冲至大腿与地面平行，然后回到起始位置（图 3-25）。

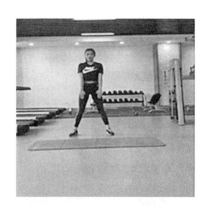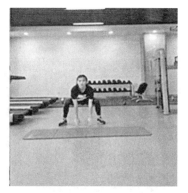

图 3-25 摸地深蹲跳

26. 弓箭步跳

双脚与肩同宽，自然站立，上身挺胸抬头，目视前方。向前跨出一步，距离最好可以让自己的大腿与小腿呈 90 度的直角，后腿膝盖不能触地。收回跨出脚之后，换另外一侧做动作（图 3-26）。

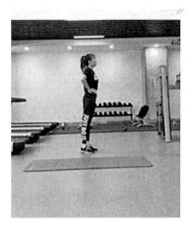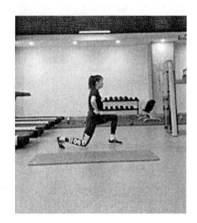

图 3-26 弓箭步跳

27. 快速摆臂

呈站立姿势，双脚前后开立，前侧腿呈半弓步，后侧腿前脚掌着地，膝关节微曲，双手半握拳呈跑步姿势，双臂前后快速摆动（图 3-27）。

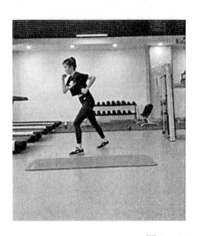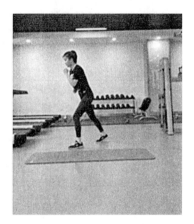

图 3-27 快速摆臂

28. 仰卧触膝

呈仰卧位，双脚打开与肩同宽。起上身时，肩胛骨离开地面即可。双手前伸，尽量触碰到膝盖，回到起始位置（图 3-28）。

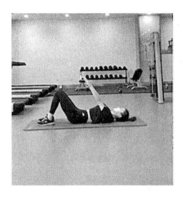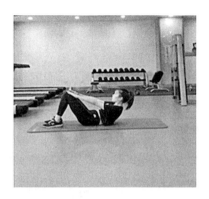

图 3-28　仰卧触膝

29. 并步击掌

双脚自然站立，右脚向右侧迈出一步，左脚向右跟进，并脚尖点地，同时双手胸前击掌，然后动作相同，方向相反（图 3-29）。

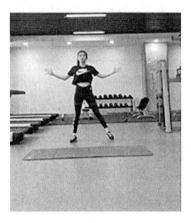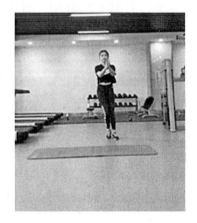

图 3-29　并步击掌

30. 平板触肩

直臂平板支撑姿势，双脚打开与髋同宽，身体成一条直线，保证身体不扭动的情况下，抬起一侧手臂触碰对侧肩膀。回到支撑位置，然后做反方向（图 3-30）。

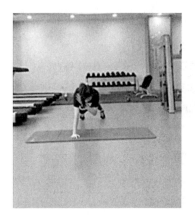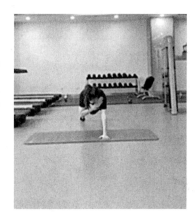

图 3-30　平板触肩

31. 平板支撑交替平举

俯卧于垫子上，手与前脚掌撑地，身体成一条直线，抬右手时收紧左侧腹肌，抬左手时收紧右侧腹肌，身体左右移动幅度越小越好，身体保持水平，不可以左右旋转，始终保持腹部紧绷状态（图 3-31）。

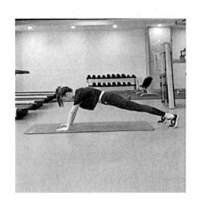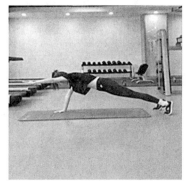

图 3-31　平板支撑交替平举

32. 原地爬行

身体成站立姿势，躯干前倾，手臂下放支撑在垫子上，双手依次向前爬行，爬至手到头部的正下方或头部前方，身体与地面平行，稍控一下，然后原路返回并起身，动作全程尽量保持腰背挺直（图 3-32）。

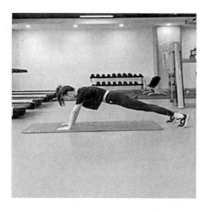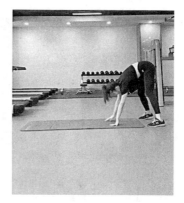

图 3-32　原地爬行

33. 开合深蹲跳

身体呈站立姿势，挺胸抬头，双手置于腰的位置，双脚起跳落地时双脚距离大于肩，然后深蹲，起身时，双脚蹬地起跳，回到站立姿势（图 3-33）。

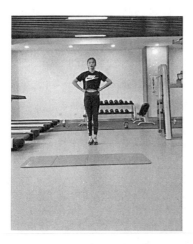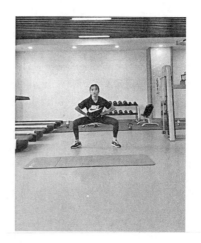

图 3-33　开合深蹲跳

34. 蝶式深蹲跳

双腿分开站立稍比肩宽，后背挺直，大腿蹲到与地面平行，双臂与体前交叉，双手用力向上、向两侧摆起，带动身体起跳，落地缓冲到大腿与地面平行状态，双臂还原交叉于体前（图 3-34）。

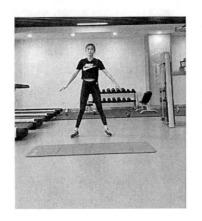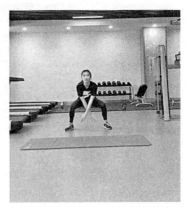

图 3-34　蝶式深蹲跳

35. 踮脚深蹲跳

双腿分开站立稍比肩宽，脚尖点地，大腿蹲到与地面平行，带动身体起跳，落地缓冲到大腿与地面平行状态，并站立回到起始位置（图 3-35）。

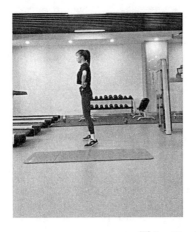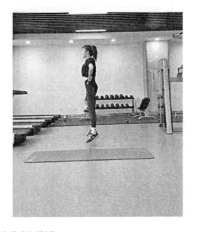

图 3-35　踮脚深蹲跳

36. 滑雪跳

站立姿势，左右交替单脚跳跃，起跳时摆臂、转身、蹬腿同时发力，落地后后脚脚尖可以轻点地保持平衡，膝盖不能超过脚尖，用臀部力量吸收落地的缓冲，起跳时，腹部收紧，臀部始终保持发力感（图 3-36）。

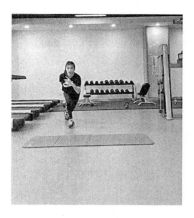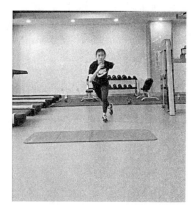

图 3-36　滑雪跳

37. 合掌跳

挺胸抬头，腹部收紧，前后弓步跳，绷紧手臂，用胸部的力量合掌（图 3-37）。

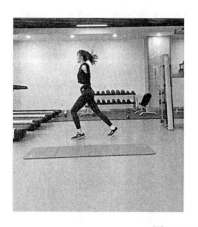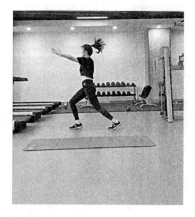

图 3-37　合掌跳

38. 双手抱膝卷腹

仰卧平躺于垫子上，大腿与小腿折叠成 90 度，双手打开，仰卧抬起上体至肩胛骨离开地面，双手抱住膝关节，稍控一下，然后回到起始位置（图 3-38）。

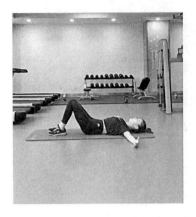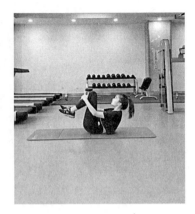

图 3-38　双手抱膝卷腹

39. 仰卧举腿

仰卧于垫子上，双手置于头后，双脚抬起至与地面垂直位置，然后返回到起始位置（图 3-39）。

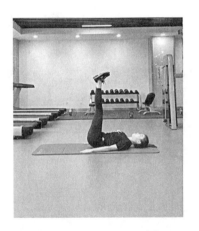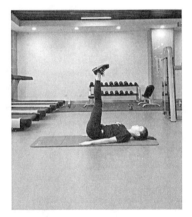

图 3-39　仰卧举腿

40. 俄罗斯转体

坐于垫子上，双腿弯曲抬起，脚离地，下背挺直，上背微弓起，移动双肩来带动手臂的移动，手接触身体两侧的地面，眼睛随手的移动而动，在做动作过程中，腹部始终保持紧绷感（图 3-40）。

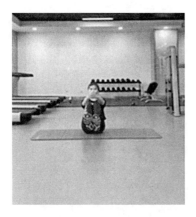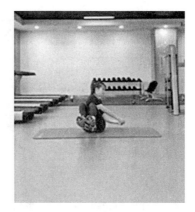

图 3-40　俄罗斯转体

41. 卷腹转体

坐于垫子上，双腿弯曲抬起，脚离地，双手置于头后部，仰卧起止肩胛骨离开地面，然后向一侧转体，眼睛随转体方向的移动而动，回到起始位置，对侧动作相同，方向相反。在做动作过程中，腹部始终保持紧绷感（图 3-41）。

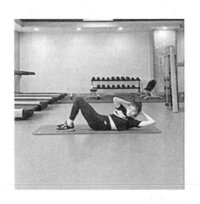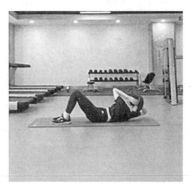

图 3-41　卷腹转体

42. 俯身开合跳

俯卧于垫子上，双脚前脚掌着地，身体保持一条直线，收腹立腰，双脚同时打开，稍比肩宽，上体尽量保持稳定，回到起始位置（图 3-42）。

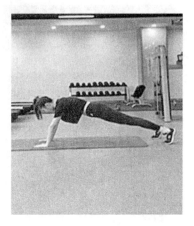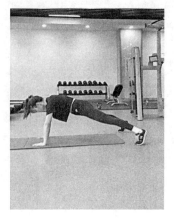

图 3-42 俯身开合跳

43. 俯撑登山跳

俯身撑地，双手臂伸直，两脚脚尖撑地，腹部收紧，腰背挺直，两腿交替跳起向前向上提膝，使膝关节尽量触到胸部（图 3-43）。

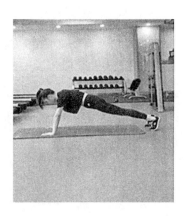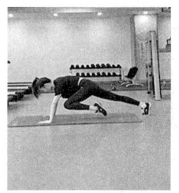

图 3-43 俯撑登山跳

44. 开合踮脚跳

双脚开立，成半蹲姿势，挺胸收腹，目视前方，双脚脚尖点地，快速交替进行，腹部始终保持收紧状态（图 3-44）。

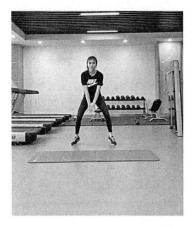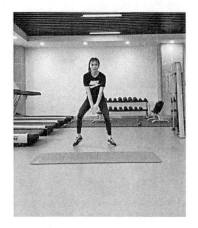

图 3-44 开合踮脚跳

45. 高抬腿跳

双腿自然站立，保持上身挺胸抬头，两腿交替跳起至水平位置，然后回到起始位置，整个过程腹部收紧（图 3-45）。

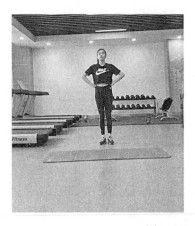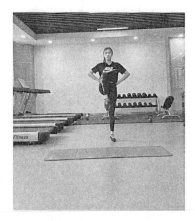

图 3-45 高抬腿跳

46. 高抬腿下压

双腿自然站立，保持上身挺胸抬头，两腿交替跳起至水平位置，用手向下压膝盖，然后回到起始位置，整个过程腹部收紧（图 3-46）。

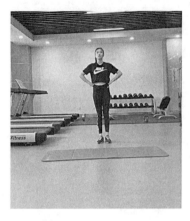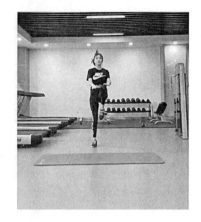

图 3-46　高抬腿下压

47. 高抬腿胯下击掌

双腿自然站立，保持上身挺胸抬头，两腿交替跳起至水平位置，双手在大腿下方击掌，然后回到起始位置，整个过程腹部收紧（图 3-47）。

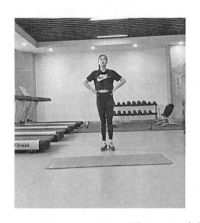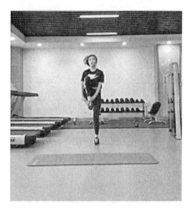

图 3-47　高抬腿胯下击掌

48. 后踢腿跳

双腿呈站立姿势，双脚交替跑动，脚跟尽量踢到屁股，膝关节尽量并紧，上体保持正直，收腹立腰（图 3-48）。

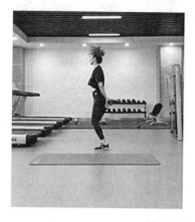
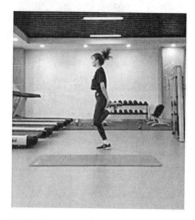

图 3 - 48　后踢腿跳

49. 左右交叉跳

双腿呈开立姿势，稍比肩宽，跳起后两腿交叉点地，然后双腿迅速打开下蹲，下蹲时双脚的宽带稍比肩宽，下蹲至大腿与地面平行（图 3 - 49）。

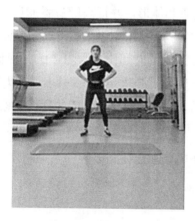
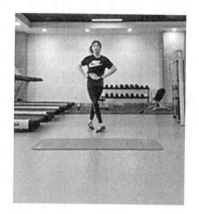

图 3 - 49　左右交叉跳

50. 正踢腿击掌

挺胸抬头，身体挺直，向前上使劲踢，双手在腿的下方击掌，然后交替进行，一次重复（图 3 - 50）。

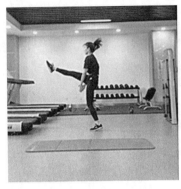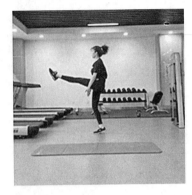

图 3 - 50　正踢腿击掌

六、高强度间歇训练计划

HIIT 主要有三大训练模式，分别为标准 HIIT，爆发性 HIIT，Tabata 训练模式。每一种训练模式都有其独特的风格特点。

(一) 标准 HIIT 训练

标准 HIIT 可以快速改善健身者的健康和体形，并提高健身者的运动表现。标准 HIIT 可以安排在力量训练后或者单独进行，时间控制在 10～30 分钟内。

进行标准 HIIT 时，高强度和低强度运动的时间比通常为 2：1。对健身新手来说，刚开始进行标准 HIIT 时，高强度和低强度运动的时间比可以调整为 1：2，甚至 1：3，当训练水平逐渐提高后，再修改这一比例，并延长训练时间。

给出三个训练计划，可根据自己身体能力，自己选择（表 3 - 1）。

表 3 - 1　标准 HIIT 训练计划

训练计划 a		训练计划 b		训练计划 c	
时间：16 分钟 难度级别：初级 高低强度比 1：3		时间：18 分钟 难度级别：中级 高低强度比 1：2		时间：30 分钟 难度级别：高级 高低强度比 1：1	
训练动作	时间/秒	训练动作	时间/秒	训练动作	时间/秒
慢走	60	慢走	60	慢走	60
冲刺跑	20	冲刺跑	30	冲刺跑	60
慢走	60	慢走	60	慢走	60
冲刺跑	20	冲刺跑	30	冲刺跑	60

（续）

训练动作	时间/秒	训练动作	时间/秒	训练动作	时间/秒
慢走	60	慢走	60	慢走	60
冲刺跑	20	冲刺跑	30	冲刺跑	60
慢走	60	慢走	60	慢走	60
冲刺跑	20	冲刺跑	30	冲刺跑	60
慢走	60	慢走	60	慢走	60
冲刺跑	20	冲刺跑	30	冲刺跑	60
慢走	60	慢走	60	慢走	60
冲刺跑	20	冲刺跑	30	冲刺跑	60
慢走	60	慢走	60	慢走	60
冲刺跑	20	冲刺跑	30	冲刺跑	60
慢走	60	慢走	60	慢走	60
慢走	20	慢走	30	慢走	60
冲刺跑	60	冲刺跑	60	冲刺跑	60
慢走	20	慢走	30	慢走	60
冲刺跑	60	冲刺跑	60	冲刺跑	60
慢走	20	慢走	30	慢走	60

（二）爆发性 HIIT 训练

爆发性 HIIT 使用动作全部为爆发性训练动作。训练强度比通常为 1：1。一般一套完整的 HIIT 含有 5～8 个训练动作，每个训练动作进行 3 次循环。因强度较大，较适合于有一定健身基础的健身者。

爆发性 HIIT 训练计划：要求 a 训练做完后，休息 1～3 分钟，进行 b 训练，做完后，再休息 1～3 分钟，进行 c 训练。每周建议进行 3 次训练，采取隔日运动训练，防止过度训练（表 3-2）。

表 3-2 爆发性 HIIT 训练计划

训练计划 a		训练计划 b		训练计划 c	
时间：8 分钟 强度比：1：1		时间：8 分钟 强度比：1：1		时间：8 分钟 强度比：1：1	
训练时间	时间/秒	训练时间	时间/秒	训练时间	时间/秒
俯卧撑	20	波比跳	20	开合跳	20

（续）

训练时间	时间/秒	训练时间	时间/秒	训练时间	时间/秒
休息	20	休息	20	休息	20
俯卧撑	20	波比跳	20	开合跳	20
休息	20	休息	20	休息	20
俯卧撑	20	波比跳	20	开合跳	20
休息	20	休息	20	休息	20
半蹲跳	20	弓步跳	20	深蹲跳	20
休息	20	休息	20	休息	20
半蹲跳	20	弓步跳	20	深蹲跳	20
休息	20	休息	20	休息	20
半蹲跳	20	弓步跳	20	深蹲跳	20
休息	20	休息	20	休息	20
两头起	20	登上者	20	卷腹	20
休息	20	休息	20	休息	20
两头起	20	登上者	20	卷腹	20
休息	20	休息	20	休息	20
两头起	20	登上者	20	卷腹	20
休息	20	休息	20	休息	20
团身跳	20	坐姿两头起	20	俯卧撑	20
休息	20	休息	20	休息	20
团身跳	20	坐姿两头起	20	俯卧撑	20
休息	20	休息	20	休息	20
团身跳	20	坐姿两头起	20	俯卧撑	20
休息	20	休息	20	休息	20

（三）tabata 训练

tabata 训练模式的时间为 4 分钟，高强度与低强度运动的时间比为 2∶1，共交替 8 次。每次 tabata 训练应选择 4～8 个动作，每个动作进行一次 tabata 训练，训练总时长 16～32 分钟为一个完整的训练计划。每个计划之间间隔 1～3 分钟休息。每周可以进行 3 次训练，采取隔日训练制，防止训练过度。案例如表 3-3。

第三章 体控管理与有效运动

表 3 - 3 tabata 全身训练计划

训练计划 a		训练计划 b		训练计划 c	
训练时间：4 分钟 高低强度比：2∶1		训练时间：4 分钟 高低强度比：2∶1		训练时间：4 分钟 高低强度比：2∶1	
训练动作	时间/秒	训练动作	时间/秒	训练动作	时间/秒
波比跳	20	深蹲跳	20	俯卧撑	20
休息	10	休息	10	休息	10
波比跳	20	深蹲跳	20	俯卧撑	20
休息	10	休息	10	休息	10
波比跳	20	深蹲跳	20	俯卧撑	20
休息	10	休息	10	休息	10
波比跳	20	深蹲跳	20	俯卧撑	20
休息	10	休息	10	休息	10
波比跳	20	深蹲跳	20	俯卧撑	20
休息	10	休息	10	休息	10
波比跳	20	深蹲跳	20	俯卧撑	20
休息	10	休息	10	休息	10
波比跳	20	深蹲跳	20	俯卧撑	20
休息	10	休息	10	休息	10
波比跳	20	深蹲跳	20	俯卧撑	20
休息	10	休息	10	休息	10
训练计划 d		训练计划 e		训练计划 f	
训练时间：4 分钟 高低强度比：2∶1		训练时间：4 分钟 高低强度比：2∶1		训练时间：4 分钟 高低强度比：2∶1	
训练动作	时间/秒	训练动作	时间/秒	训练动作	时间/秒
平板支撑	20	徒手深蹲	20	卷腹	20
休息	10	休息	10	休息	10
平板支撑	20	徒手深蹲	20	卷腹	20
休息	10	休息	10	休息	10
平板支撑	20	徒手深蹲	20	卷腹	20
休息	10	休息	10	休息	10
平板支撑	20	徒手深蹲	20	卷腹	20
休息	10	休息	10	休息	10
平板支撑	20	徒手深蹲	20	卷腹	20
休息	10	休息	10	休息	10
平板支撑	20	徒手深蹲	20	卷腹	20

（续）

训练动作	时间/秒	训练动作	时间/秒	训练动作	时间/秒
休息	10	休息	10	休息	10
平板支撑	20	徒手深蹲	20	卷腹	20
休息	10	休息	10	休息	10
平板支撑	20	徒手深蹲	20	卷腹	20
休息	10	休息	10	休息	10

第四节 家用减脂力量训练

一、适应人群

不同健身者进行训练时的训练目的不同，所采用的方法也不同。我们在这里主要介绍家用的力量练习，主要针对减脂来设置训练方案。

适应人群比较广，正常成年人士皆可。

二、训练内容

（一）胸部练习动作

51. 上斜卧推

躺在斜凳上，双脚平放于地面，双手紧握弹力带，握距比肩稍宽，弯曲手臂，以较慢的速度放下弹力带，停顿片刻（0.5～1秒），接着以较快的速度将弹力带拉起，直到手臂完全伸直或近乎完全伸直（图3-51）。

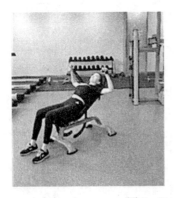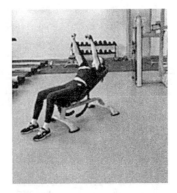

图 3-51　上斜卧推

52. 高位弹力带夹胸

站在器械中间位置，一脚在前，一脚在后，膝盖微弯曲，双手紧握弹力带，肘部微弯曲，身体稍向前倾，胸部发力，将弹力带向身体正前方拉动，直到触碰在一起，此时双拳角度呈倒 V 形，停顿片刻，以较慢的速度回到初始位置（图 3 - 52）。

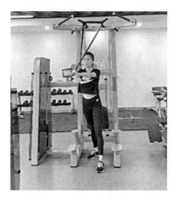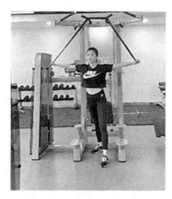

图 3 - 52　高位弹力带夹胸

53. 平板卧推

平躺在平凳上，双脚平放于地面，双手紧握弹力带，握距比肩稍宽，将弹力带向上拉起，以较慢的速度放下弹力带，此时上臂与躯干角度约为 30°～60°，腕部在肘部的正上方，小臂与大臂垂直，当弹力带下放后，停顿片刻（0.5～1 秒），接着以较快的速度将弹力带拉起，直到手臂完全伸直或近乎完全伸直（图 3 - 53）。

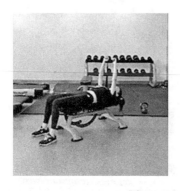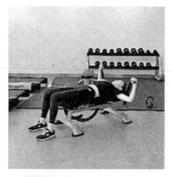

图 3 - 53　平板卧推

54. 中位弹力带夹胸

将弹力带背后，双脚平行站立，双手紧握弹力带，肘部微弯曲，身体稍向前倾，胸部发力，将弹力带向身体正前方拉动，直到触碰在一起，此时双拳角度呈倒 V 形，停顿片刻，以较慢的速度回到初始位置（图 3 - 54）。

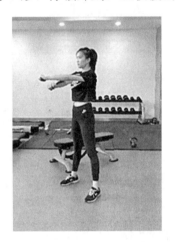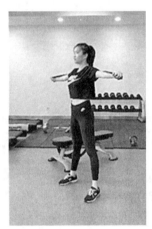

图 3 - 54　中位弹力带夹胸

55. 低位弹力带夹胸

将弹力带穿过平凳一脚，一脚在前，一脚在后，膝盖微弯曲，双手紧握弹力带，肘部微弯曲，身体稍向前倾，胸部发力，将弹力带向身体正前方拉动，直至双手平行（图 3 - 55）。

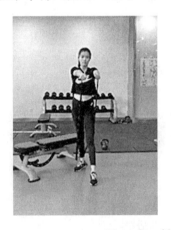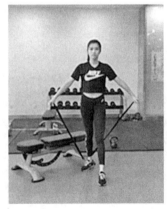

图 3 - 55　低位弹力带夹胸

（二）背部动作

56. 高位弹力带下拉

坐姿，将弹力穿过器械，双手抓住弹力带，手臂完全伸直，握距比肩稍宽，挺胸抬头，背部保持平直，身体向后倾斜30°，将弹力带拉至与胸齐平位置，停顿片刻，接着以较慢的速度回到初始位置，直到手臂完全伸直（图3-56）。

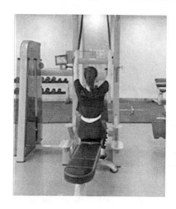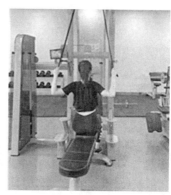

图3-56　高位弹力带下拉

57. 单臂弹力带划船

右脚踩住弹力带固定，右手抓住弹力带，左手和左腿放在平凳上，胸部稍微抬起，右脚紧贴地面，保持平衡，背部发力，将弹力带拉起，肘部尽量抬高，整个过程上臂紧靠身体一侧，到达最顶端时，停顿片刻，接着以较慢的速度将弹力带下放至初始位置（图3-57）。

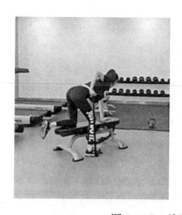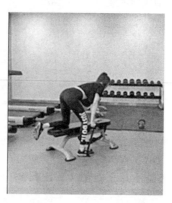

图3-57　单臂弹力带划船

58. 弹力带划船

站姿，双脚占据与肩同宽，膝盖微弯曲，俯身，保持下背部平直，上身与地面呈 30°，双脚踩弹力带，双手紧握弹力带，握距比肩稍宽，背部发力，将弹力带拉至胸部以下位置，停顿片刻，接着以缓慢的速度放下弹力带，直到手臂完全伸直（图 3-58）。

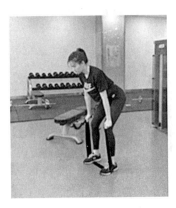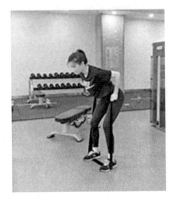

图 3-58　弹力带划船

59. 坐姿弹力带划船

坐在平凳上，将弹力带穿过器械，双脚紧踩踏板，抓住弹力带膝盖微弯曲，背部保持平直，挺胸抬头，将弹力带向下腹部位置移动，全程肘部紧靠身体两侧，当手部触碰到腹部，停顿片刻，用力挤压背部肌肉，接着以较慢的速度回到初始位置（图 3-59）。

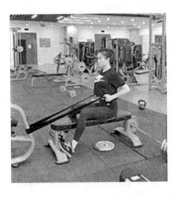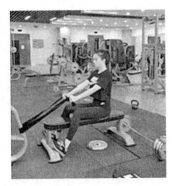

图 3-59　坐姿弹力带划船

60. 弹力带硬拉

直立姿势，双脚站距与肩同宽，双脚踩弹力带，双手紧握弹力带，握距与肩同宽，弹力带位于大腿两侧，腹部收紧，微弯曲膝盖，保持背部平直，弯曲腰部，下放弹力带，当背部即将拱起时，停顿片刻，沿原始路径拉起弹力带（下放程度由身体柔韧性决定）（图3-60）。

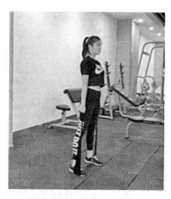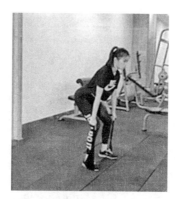

图3-60 弹力带硬拉

61. 直臂下拉

膝盖微弯曲，站距与肩同宽，双手紧握弹力带，握距与肩同宽，手臂完全伸直与地面呈40°~45°，手臂微弯曲，将弹力带向大腿方向拉动，当手触碰至腿部，停顿1秒，用力挤压背部肌肉，接着以较慢的速度将弹力带恢复至初始位置（图3-61）。

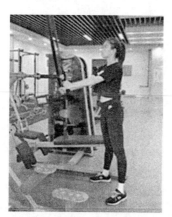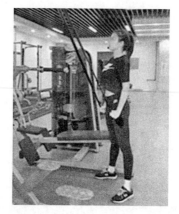

图3-61 直臂下拉

（三）肱二头肌练习动作

62. 站姿弯举

站姿，脚踩弹力带，双手紧握弹力带，握距与肩同宽，保持大臂不动，弯曲手臂，使弹力带向肩部方向移动，直到肱二头肌充分收缩，停顿片刻，接着以较慢的速度回到初始位置（图 3-62）。

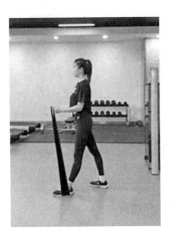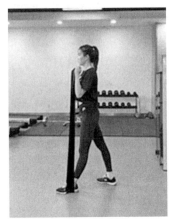

图 3-62　站姿弯举

63. 上斜交替弯举

躺在斜凳上，上斜凳角度为 45°～60°，双臂自然下垂，保持上臂不动，弯曲手臂，直到肱二头肌充分收缩，停顿片刻，回到初始位置（图 3-63）。

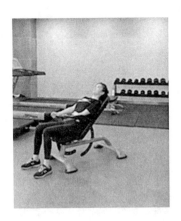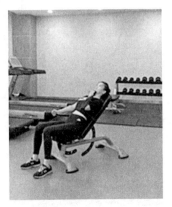

图 3-63　上斜交替弯举

64. 锤式弯举

站姿，膝盖微弯曲，双脚站距与肩同宽，脚踩弹力带，以对握握姿抓住弹力带，保持大臂静止不动，弯曲手臂，使弹力带向肩部方向移动，直到肱二头肌充分收缩，停顿片刻，以较慢的速度回到初始位置（图3－64）。

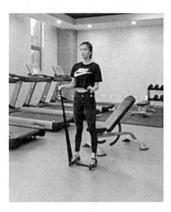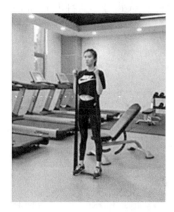

图3－64 锤式弯举

65. 锤式交替弯举

站姿，膝盖微弯曲，双脚站距与肩同宽，脚踩弹力带，以对握握姿抓住弹力带，一侧手臂自然下垂，另一侧手臂保持大臂静止不动，弯曲手臂，使弹力带向肩部方向移动，直到肱二头肌充分收缩，停顿片刻，以较慢的速度回到初始位置，进行完一侧练习后，换另一侧（图3－65）。

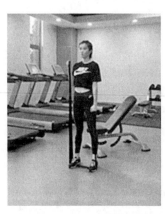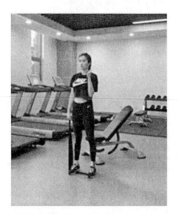

图3－65 锤式交替弯举

（四）肩部练习动作

66. 站姿弹力带推举

站姿，双脚前后站立，前脚踩弹力带，双手紧握弹力带两端，握距比肩稍宽，将弹力带拉至上胸部以上，下巴以下的位置，将弹力带径直向上拉起，直到手臂完全伸直或近乎完全伸直，停顿片刻，缓慢下放至初始位置（图3-66）。

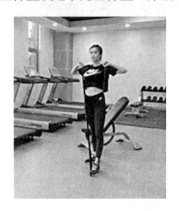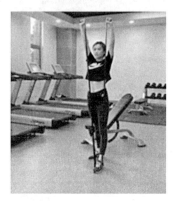

图3-66　站姿弹力带推举

67. 坐姿弹力带推举

坐在垂直椅上，双脚平踩地面，将弹力带穿过垂直椅，双手紧握弹力带两端，手心向前，将弹力带下放，此时肘部稍低于肩部位置，将弹力带向上拉起，直到手臂完全伸直或接近完全伸直，停顿片刻，缓慢下放，直到大臂与地面平行或稍低于平行线位置，此时手部与双耳平行（图3-67）。

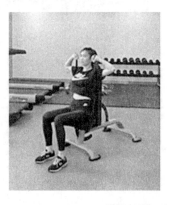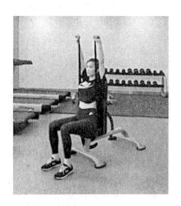

图3-67　坐姿弹力带推举

68. 弹力带交替前平举

站姿，双脚前后站立，前脚踩弹力带，膝盖微弯曲，将弹力带向前拉，直到大臂与地面平行，或稍高于平行线位置，停顿片刻缓慢将弹力带下放至初始位置，进行完一侧练习后，换另一侧（图 3-68）。

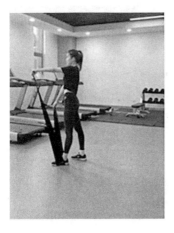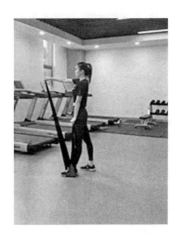

图 3-68 弹力带交替前平举

69. 弹力带前平举

站姿，双脚前后站立，前脚踩弹力带，膝盖微弯曲，双手将弹力带向前拉，直到大臂与地面平行，或稍高于平行线位置，停顿片刻缓慢将弹力带下放至初始位置（图 3-69）。

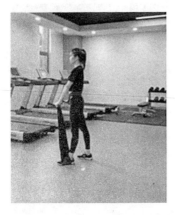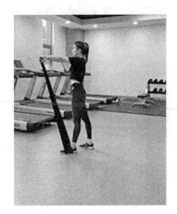

图 3-69 弹力带前平举

70. 弹力带侧平举

双脚前后站立，前脚踩弹力带，双手紧握弹力带两侧，将弹力带向两侧拉，肘部微弯曲，直到大臂稍高于平行线的位置，停顿片刻，缓慢地将弹力带下放到初始位置（图3-70）。

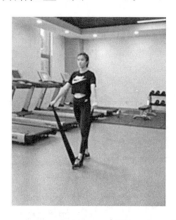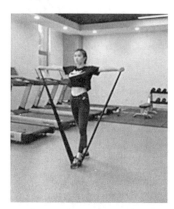

图3-70 弹力带侧平举

71. 弹力带直立划船

双脚前后站立，前脚踩弹力带，上手紧握弹力带两端，握距比肩稍宽，将弹力带放在大腿前侧，手臂自然下垂，将弹力带径直向上拉，全程弹力带紧贴大腿，肘部高于腕部，在动作最顶点时，停顿片刻，接着以较慢的速度将弹力带下放至初始位置（图3-71）。

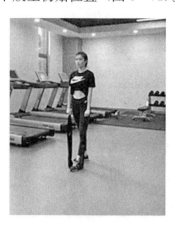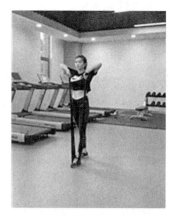

图3-71 弹力带直立划船

72. 弹力带俯身侧平举

双脚开立与肩同宽，脚踩弹力带，双手紧握弹力带两端，膝盖微弯曲，保持背部平直，向前弯腰，手臂在身体前侧自然下垂，肘部微弯曲，三角肌后术发力，将弹力带向两侧拉伸，到达最顶点是，停顿片刻，缓慢地将弹力带下方至初始位置（图3-72）。

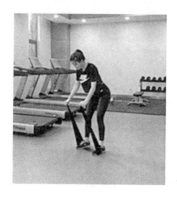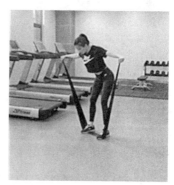

图3-72　弹力带俯身侧平举

（五）肱三头肌练习动作

73. 弹力带仰卧臂屈伸

平躺在平凳上，双脚放于地面，将弹力带穿过平凳，双手紧握弹力带两端，手臂完全伸直，位于头部正上方，保持上臂不动，缓慢弯曲手臂，使弹力带向额头方向移动，当弹力带触碰到额头时，停顿片刻，回到初始位置（图3-73）。

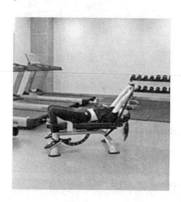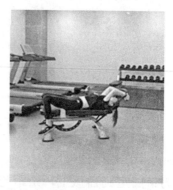

图3-73　弹力带仰卧臂屈伸

74. 弹力带过顶臂屈伸

将弹力带穿过平凳，双手紧握弹力带两端，手臂完全伸直，保持上臂不动，下放弹力带，直到大臂和小臂呈90°，停顿片刻，回到初始位置（图3-74）。

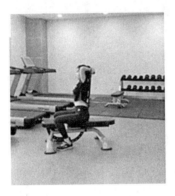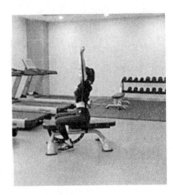

图3-74　弹力带过顶臂屈伸

75. 弹力带回扣

左膝盖和左手放在平凳上，身体与地面平行，右脚踩弹力带，右手紧握弹力带，手臂一侧紧靠身体一侧，大臂与地面平行，保持大臂不动，向后伸展手臂，直到手臂完全伸直，停顿片刻，回到初始位置（图3-75）。

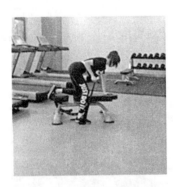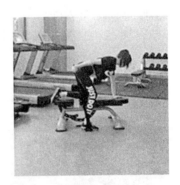

图3-75　弹力带回扣

76. 弹力带正握下压

将弹力带固定到器械上，站距与肩同宽，膝盖微弯曲，抓住弹力带两端，双手位于胸部位置，肘部紧靠身体两侧，保持肘部和上臂不动，肱三头肌发力，向下拉动，直到手臂完全伸直，停顿片刻，以较慢的速度回到初始位置（图3-76）。

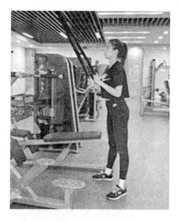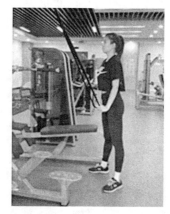

图3-76　弹力带正握下压

（六）下肢练习动作

77. 弹力带深蹲

将弹力带挂于颈后从胸前穿过，脚踩弹力带，双脚站距与肩同宽，脚尖稍向外偏（15°～30°），保持背部平直，挺胸抬头，眼睛看向正前方，保持背部平直，腹部收紧，弯曲膝盖，缓慢下蹲，直到大腿后侧（股二头肌）与小腿相触，停顿片刻，脚后跟发力，回到初始位置（图3-77）。

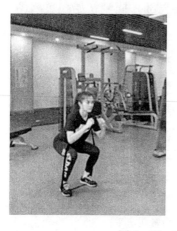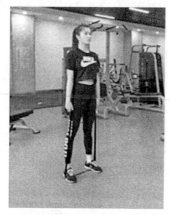

图3-77　弹力带深蹲

78. 弹力带箭步蹲

将弹力带挂于颈后从胸前穿过，双脚前后站立，右脚踩弹力带保持背部平直，抬头挺胸，眼睛看向正前方，双手叉腰，单脚下蹲，直到后退膝盖几乎触碰地面，保持上身直立，前脚膝盖不要超过脚尖，大腿和小腿呈 90°，停顿片刻，前脚掌和后脚尖协同发力，回到初始位置（图 3-78）。

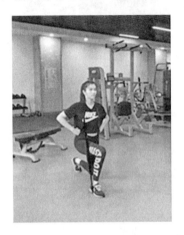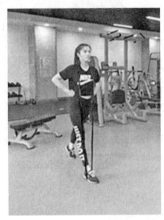

图 3-78 弹力带箭步蹲

79. 弹力带腿弯举

俯卧在平凳上，将弹力带穿过平凳，用足弓勾住弹力带，双臂紧抱平凳，膝盖微弯曲，大腿后侧发力，弯曲腿部，使后脚跟向臀部方向移动，在动作最顶端，停顿片刻，接着缓慢伸展腿部，回到初始位置（图 3-79）。

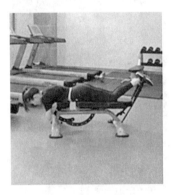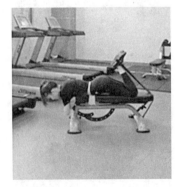

图 3-79 弹力带腿弯举

（七）臀部练习动作

80. 臀桥

平躺在地面，用弹力带将两膝盖束缚固定，手臂位于身体两侧，双脚平放于地面，脚后跟发力，臀部上提，直到真题与地面呈 45°，全程身体为一条直线，在最顶端时，停顿 1～2 秒，用力挤压臀部，接着，以较慢的速度下放身体，直到臀部即将解除地面，进行下一次重复（图 3-80）。

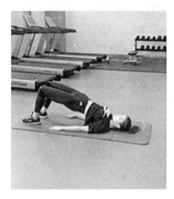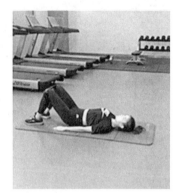

图 3-80　臀　桥

注：①双脚距离身体越近，对臀部上侧刺激越明显；反之对臀部下侧刺激越明显。

②双脚距离越宽，对臀部外侧刺激越明显；反之对臀部内侧刺激越明显。

81. 弹力带蚌式

侧撑在地面，用弹力带将两膝盖束缚固定，双腿并拢，小腿与大腿呈 90°，大腿与躯干呈 135°，双脚侧面紧贴在一起，始终不要分开，像蚌一样打开腿部，全身其他位置保持不动（图 3-81）。

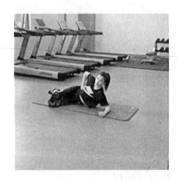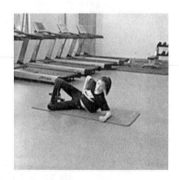

图 3-81　弹力带蚌式

82. 弹力带侧平举

侧撑在地面，将弹力带套于两侧脚踝处，身体呈一条直线，臀部发力，向上抬起一侧腿，身体始终呈一条直线，当臀部的挤压感达到最强时，停顿1~2秒，接着以较慢的速度下放腿部，直到双腿即将触碰在一起，一侧做完后，做另一侧练习（图3-82）。

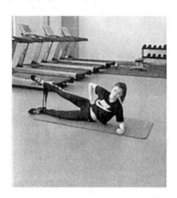 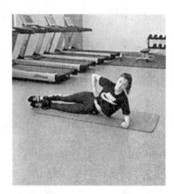

图3-82　弹力带侧平举

83. 小狗撒尿式抬腿

俯身跪在垫子上，将弹力带套于膝盖，双手与肩同宽，双脚与臀同宽，手腕在肩部正下方，膝盖在臀部正下方，大腿和小腿垂直，保持腿部弯曲，臀部发力，向侧方抬腿，直到大腿与地面平行，全程小腿与大腿保持90°，在最顶部停顿1~2秒，充分挤压臀部肌肉，缓慢下放腿部，直到膝盖即将触碰地面（图3-83）。

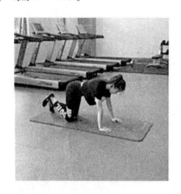 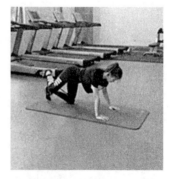

图3-83　小狗撒尿式抬腿

84. 驴式回踢

俯身，跪在垫子上，双手大拇指勾住弹力带，右脚足弓蹬弹力带，双手与肩同宽，双脚与臀同宽，手腕在肩部正下方，膝盖在臀部正下方，大腿和小腿呈 90°，保持腿部弯曲，臀部发力，向后方抬腿，直到大腿与地面平行或接近平行，全程小腿与大腿保持 90°，背部保持平直，在顶部停顿 1~2 秒，充分挤压臀部肌肉，缓慢下放腿部，直到膝盖即将触碰地面（图 3-84）。

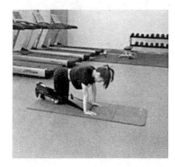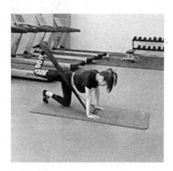

图 3-84　驴式回踢

（八）腹部练习动作

85. 卷腹

平躺在地面，脚蹬弹力带，双手于身侧紧握弹力带，膝盖弯曲，脚部和下背部紧贴地面，将双手放置于头部两侧或斜后方，不要完全抱头，腹部发力，使肩部和上背部离开地面，全程下背部不要离地，在动作最顶端，停顿 1 秒，接着以较慢的速度下放身体，回到初始位置（图 3-85）。

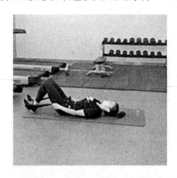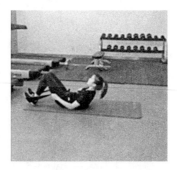

图 3-85　卷　腹

注：很多人在进行该动作时，头部过于向前弯曲，容易造成颈部损伤，简单有效的方法是在做卷腹时，眼睛始终仰望天花板。

86. 仰卧抬腿

平躺在地面，将弹力带固定在器械上，用脚勾起另一端，双手放置在真题两侧，双脚抬起，大腿与地面垂直，腹部发力，呼气，达到最顶点时，停顿片刻，吸气，下放身体，回到初始位置（图3-86）。

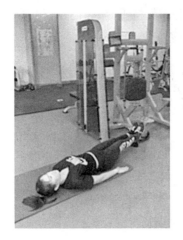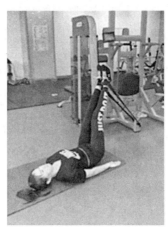

图3-86 仰卧抬腿

87. 弹力带俄罗斯转体

平躺在地面，双腿弯曲，轻微抬起，上身同时抬起，双脚蹬弹力带，同时双手紧握弹力带，保持平衡，向左转腰，同时右侧腿向前蹬弹力带，直至一侧腿伸直或接近伸直，停顿片刻，回到初始位置，然后向右侧转腰（图3-87）。

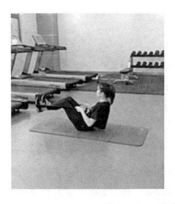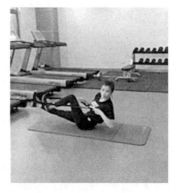

图3-87 弹力带俄罗斯转体

88. 脚尖触碰

平躺在地面，将弹力带固定在器械，将另一侧套于脚踝，腿部抬起，与地面垂直，双臂伸直，腹部发力，双手向脚尖方向移动，当到达最顶点时，停顿1秒，接着缓慢地下放身体，回到初始位置（图3-88）。

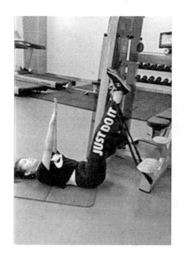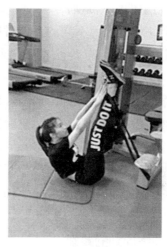

图3-88 脚尖触碰

89. 剪刀腿

平躺在地面，将弹力带套于双脚脚踝，双手放于身体两侧，抬起双腿，与地面相距10～15厘米，上下缓慢地摆动双腿，形似剪刀，在整个过程中，脚后跟不要触地（图3-89）。

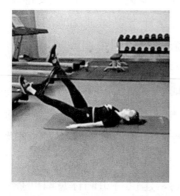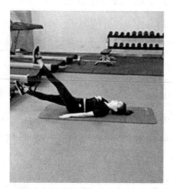

图3-89 剪刀腿

三、训练计划

制定训练计划需要考虑以下内容：训练原则，力量训练的组成要素以及训练方案。

(一) 力量训练的原则

(1) 个性化原则。不同的个体对应不同的训练目标。根据不同的训练目标，在制定计划时，需要注意调整训练的组数、重复次数和组间休息时间等。

(2) 逐步提高强度原则。伴随着健身者的能力越来越强，需要提高训练的组数，增加重复次数及减少休息时间等。

(3) 动态变化原则。无论多么完美训练计划，当执行一段时间之后，身体就会适应。一旦身体适应，应及时调整训练计划，防止进入平台期。

(4) 长时间训练后，如果停止训练或者训练强度无法达到维持训练水平的程度，肌肉围度就会停止增长。

(二) 训练计划的要素

(1) 动作的选择。力量训练的动作可以分为多关节动作和单关节动作。多关节动作需要多个肌群的协同工作。单关节动作需要一个肌群参与工作。减脂期间的力量训练主要以多关节训练动作为主。多关节动作可以调动更多肌肉，肌肉调动越多，热量消耗越大。

(2) 训练动作的顺序。每次训练计划中，需要选择 4～6 个动作或者更多。在训练计划安排的过程中，应先安排多关节动作，再安排单关节动作。因为多关节动作可以调动更多的肌群，这样可以保证训练的强度。

(3) 训练组数。在减脂期间，每个动作的训练组数通常选择 3～6 组进行练习，一个训练计划，总组数应该在 20～30 组。当然安排组数时还要考虑健身者的身体条件，身体训练水平越低，训练组数越少，反之越多。

(4) 训练重量及次数。训练次数与训练组数呈反比关系，训练重量越多，那么训练的次数越少。在减脂过程中，我们采用多次数少组数原则。

(5) 组间休息时间。组间休息对脂肪供能非常重要，组间休息时间越短，训练需要的热量越多。在减脂期间，建议将组间休息时间控制在 1 分钟之内。

（三）训练方案

1. 全身性训练方案

这个主要针对初级健身者，每周训练三次，隔天训练，每个肌群选择一个动作训练，每个动作进行 3～6 组训练（表 3-4）。

表 3-4　全身性训练方案示例

训练动作	组数	次数
胸部训练动作	4	12～15
肩部训练动作	4	12～15
腿部训练动作	4	12～15
背部训练动作	4	12～15
肱二头肌训练动作	3	12～15
肱三头肌训练动作	3	12～15
腹部训练动作 1	3	12～15
腹部训练动作 2	3	12～15

2. 五天分化训练方案

此训练方案是将全身肌群分为 5 个部位，每次训练一个部位，每周训练 5 次，周末休息两天。

表 3-5 是五天分化训练方案：

表 3-5　五天分化训练方案

第一天：胸部/腹部训练			第二天：背部		
训练动作	组数	次数	训练动作	组数	次数
胸部训练动作 1	4	12～16	背部动作 1	4	12～16
胸部训练动作 2	4	12～16	背部动作 2	4	12～16
胸部训练动作 3	3	12～16	背部动作 3	3	12～16
胸部训练动作 4	3	12～16	背部动作 4	3	12～16
胸部训练动作 5	4	12～16	背部动作 5	4	12～16
胸部训练动作 6	4	12～16	背部动作 6	4	12～16
腹部动作 1	4	12～30			
腹部动作 2	4	12～30			

（续）

第三天：腿部/腹部			第四天：手臂		
训练动作	组数	次数	训练动作	组数	次数
股四头肌训练动作 1	4	12～16	肱三头肌训练动作 1	4	12～16
股四头肌训练动作 2	3	12～16	肱三头肌训练动作 2	3	12～16
股四头肌训练动作 3	3	12～16	肱三头肌训练动作 3	3	12～16
股二头肌训练动作 1	4	12～16	肱三头肌训练动作 4	4	12～16
股二头肌训练动作 2	3	12～16	肱二头肌训练动作 1	3	12～16
股二头肌训练动作 3	3	12～16	肱二头肌训练动作 2	3	12～16
腹部训练 1	3	12～30	肱二头肌训练动作 3	3	12～30
腹部训练 2	3	12～30	肱二头肌训练动作 4	3	12～30

第五天：肩部/腹部					
训练动作	组数	次数	训练动作	组数	次数
肩部训练动作 1	4	12～16	腹部训练动作 1	4	12～30
肩部训练动作 2	4	12～16	腹部训练动作 2	3	12～30
肩部训练动作 3	4	12～16	腹部训练动作 3	3	12～30
肩部训练动作 4	4	12～16	腹部训练动作 4	3	12～30

第四章　体控管理与心理的关系

相关研究表明，个体实际体重状态与心理压力间存在密切关系。比如，Laura 等人（2011）针对国外被试者的研究发现，身体质量指数更高的个体具有更高水平的心理压力。陈贵等人（2014）对中国青少年的调查研究发现，青少年的体重不满与自身体重有关，对女性青少年而言，体重不满是预测抑郁的重要因素。但是，一些研究者认为体重知觉才是影响个体心理变量的主要因素。Cash（1990）发现对于体重正常的个体，将自我体重知觉为超重的人比知觉为正常的人，更容易出现饮食不良行为，幸福感更低。Holly C（2010）的研究发现，体重知觉有偏差的人比体重知觉正常的更容易采取不健康的体重管理策略，同时他们的心理压力水平更高。Atlantis 等（2008）的研究表明，自身体重知觉比实际更重的个体，具有更高的心理压力水平。比起实际偏胖，体重知觉为偏胖与心理压力间的相关性更高。他们的研究还发现了体重知觉偏差与心理问题间存在病理学上的联系，同时，体重知觉比实际体重更影响个体心理压力水平。

以上研究都验证了心理压力与体重知觉间存在的高度相关性，说明两者之间的确存在着千丝万缕的联系，具有极高的研究价值和意义。此外，关于身体意象的一些理论也探讨了影响女性体重知觉的因素。身体意象的社会比较理论认为，女性是依赖于社会比较而进行的体形自我评价，女性的体重不满主要是由于女性倾向于和"瘦理想"的模特进行比较，从而导致了消极的身体意象的产生（Cash&Brow，1987）。女性主义理论认为体重的身体意象失调是后天习得性和社会文化的共同作用，强调文化中的性别属性作用（McKinley，2005）。社会构建理论认为，身体应该被赋予社会意义，作为个体自我认同和社会认同的中介，身体体验深刻影响了个体对自我和内在价值的感受（Goffman，1990），Goffman 认为身体的意义说到底是由个体力所不及的社会结构所决定的。信息加工理论认为，个体的内部心理特征以及外部刺激的结合，会激活个体自我图式，使个体产生身体认知偏向，出现消极的身体意象（Cash，2002）。

第一节　如何控制食欲

很多人最难克服的就是自己超强的食欲，看见什么都想吃，一吃就停不下来，即便明明知道这种食物很不利于减肥，甚至是使人发胖，会不利于健康，也要等吃了这次之后再说。吃过后往往非常懊悔，怪自己怎么就管不住自己的嘴呢？自己的食欲怎么就这么好呢？

依据上面的问题，我们从两个方面进行分析。

其一是生理问题。我们的大脑皮层会通过我们的视觉、味觉、嗅觉的反应，通过潜意识命令我们去吃。在人类的进化过程中大部分时间都是饥饿状态，遇到色香味美的食物，大脑皮层就会分泌激素，诱导我们去进食。进食之后，人体还会分泌另外一种激素多巴胺，它能让人产生愉悦感、安全感和满足感。所以看见美食想吃不是自身的错，是自带基因的问题。

还有一个心理问题就是现在人生活压力大，容易出现情绪失控，伤心难过，情绪低落等情况，人体一旦出现这种负面情况，为增加对这些负面情绪的抵抗，这时下丘脑就会分泌另外一种激素大麻素，刺激人体去摄入碳水化合物及高脂类食物，依此来获得心理上的安慰。

在这里给大家介绍一些解决食欲问题的一些小技巧。

一、不节食，不让食欲暴涨

要想控制食欲千万不可硬碰硬，那样你只有输的份了。通常食欲暴涨都是因为食欲长期被我们强制性地压抑着，为了快速减掉体重，一天只吃很少很少的东西，甚至还不吃主食。那么此时你的食欲和你的饥饿就会联起手来，向你不停地发出抗议，如果长时间得不到满足，那么就不仅仅是发出抗议，而是向你发出警告，身体开始出现不同的问题，还会导致某些方面罢工，比如女性月经失调、闭经等。

所以我们要做的就是别委屈自己，别让自己饿肚子，别过分地压制自己的食欲。如果我们三餐都处于不饿的状态，那么食欲就没那么旺盛。想想是不是当你饿的时候才什么都想吃，满脑子都是食物，而饱的时候则看什么东西都没胃口，就是这个道理。当然在选择食物时，我们要聪明地选择，选择一些营养多，热量低，利于消化的食物，三餐规律地吃，不利于健康的食物少吃。

二、吃到七分饱，三餐两点好

控制好食欲的另外一个方法就是每餐不要吃到十分饱，这样更利于养生，也不会把胃撑大，不会越吃越多。我们每餐吃到七八分饱就好，然后在上午和下午分别增加一次餐点的时间，这样经常有食物吃，会让食欲得到很好地满足。

有很多人吃饭习惯吃到撑，尤其是男性，不吃到撑似乎就没感觉饱，直到吃的胃里满满的，有些不舒服了，才会停下来。这样不仅不利于消化，使食物堆积，还会导致胃越来越大，饥渴感也会越来越强，少吃一点或者是晚吃一会都会觉得受不了。很多人出现胃病也正因为此，工作忙碌，难免有时吃饭不规律，饥一顿饱一顿，最后造成胃部疾病。这也是节食最常遇到的问题，节食几天，然后再暴食几顿。

我们要做的就是三餐规律吃，如果实在没有时间吃，也要准备一点应急的食物，或者提前准备好，比如早餐，可以前一天晚上准备好，或者是临时热点牛奶加麦片，吃几颗坚果和水果也可以。上午 10 点左右喝点酸奶或者是吃点水果、少量的坚果等都是不错的选择，可以补充营养素，还可以有效地控制食欲。

很多人不知道如何掌握七分饱。当你吃饭吃到可吃可不吃的时候，就可以停下来；对面前的食物没有很强的兴趣了，觉得不饿了，就可以停下来。此时就要离开餐桌。

三、改变大分量的习惯

我们的饮食量和食物的分量、餐具的大小都有直接关系。有实验证明，两个同样食量的人用两种不同的餐具、不同的分量结果吃进去的食物是不同的，一个人换成了小盘，东西的分量和以往一样多，另一个人则换成了大的餐具，食物的分量也加大了一些，两个人在两个不同的房间同时进餐，结果第一个因为盘子较小，即便是和以往的食物一样多，此时看起来也非常多，所以还没等吃完就有些吃不下去了，第二个虽然没吃完，但总体吃进去的食物却比以往多了很多。

所以我们平时也是一样，在外面吃饭不要追求大量，超市买东西不要选择多送多少克的大包装，在家里盘子和碗换成小一些的，这些都可以帮助你很好地减少食量，控制食欲。

四、减慢吃饭速度

吃饭快的人总是不知不觉就吃进去了很多食物，等吃完了过了一会才发现自己又吃多了，而慢慢吃饭的人就会觉得碗里的食物很多，吃了半天都吃不完，很快就感觉饱了，所以细嚼慢咽非常重要。另外就是多增加需要咀嚼、需要细嚼慢咽的食物，这样的食物通常比较饱人，也就是说饱足感特别强。

因为咀嚼的过程，一个是在帮助我们消化，减轻胃肠负担，第二是可以把很多有毒的东西进行解毒，三是能够提高你的饱足感。通过咀嚼，给大脑一个反应的时间，也给下面的胃肠一个反应，因为胃肠也能分泌跟食欲有关的激素。你吃的时间足够长，食物从胃排到小肠，小肠吸收后血糖上升，会给大脑一个饱的信号。如果你吃得太快，食物来不及充分吸收，还没给你大脑发出信号，结果一直要到胃里感觉饱胀，你才知道自己饱了，这时，就有些晚了。

五、选择热量少有营养而非热量大营养少的食物

吃同样多的东西，饱足感是不一样的。比如一餐吃到 2 900 千焦能量，如果你吃的是蛋糕，只是两、三小块，你可以很容易就吃下去，而且极快，根本无需要怎么咀嚼。而你吃这样的食物通常还会再有吃其他食物的欲望，感觉只是点心，并不会感觉自己吃饱了，同时不利于健康，非常容易发胖。可是如果你将这 2 900 千焦吃的是蔬菜、粗粮杂豆，或者是薯类等，估计根本就吃不完，就已经很饱了，但营养价值却很高，同时非常利于减肥，利于健康。

每个减肥的人都应该认识到这点，并能逐渐地去改善，去做到，聪明地选择食物，专心地进食，细致地咀嚼，才能够自然而然地控制食量，控制食欲，那么你的体重自然就会减轻了，身体当然也会随之更健康了。

六、保证充足的睡眠

如果睡眠不好，其中荷尔蒙含量会升高，导致胃口大开。所以成年人要保证每晚七个小时的睡眠。

七、补充蛋白质和纤维素

相对碳水化合物和脂肪，蛋白质需要更多的时间去消化，所以能让人保持长时间的饱肚感。纤维素能帮助吸收水分，所以在胃中膨胀让人觉得很饱而没有空间塞下其他食物了。

八、与自己的意志较量

选择在家里尽量少放些零食，而且可供选择的零食品种越少越好。研究发现，面对更多的选择，人的胃口就更好。如果你出去餐馆就餐，选择餐厅中光线比较亮的地方就座。在这些地方，你摄入的卡路里更少，因为你潜意识里告诉自己：别人一清二楚地看着你吃呢，所以你更理智地控制食欲，避免吃太多。每次吃东西都尽量装在小盘子里，1＋1＞2，两份小分量的食物会给你传达一个信息：你吃的不少。无论是在家里还是在上班的地方，都不要把零食摆在显眼的地方，"眼不见，心不想"嘛。此外，擦香水或是点些香蜡烛，能分散人的注意力，不会太专注在食物上。

第二节　心理暗示在体控中的作用

一、心理暗示的作用

对于心理暗示，《心理学大词典》上是这样描述的："用含蓄、间接的方式，对别人的心理和行为产生影响。暗示作用往往会使别人不自觉地按照一定的方式行动，或者不加批判地接受一定的意见或信念。"可见，暗示在本质上，是人的情感和观念，会不同程度地受到别人下意识的影响。

暗示的成功，还需要一个必要的条件，那就是受暗示者，必须存在着针对外来的暗示者的自卑——觉得自己不如暗示者、觉得暗示者比自己高明、自己应该向其讨教、自己必须接受他的判断、自己必须接受暗示者的影响。

其实，这样的暗示作用，在本质上，就是用自认为比自己强的别人的智慧、代替或者干脆取代自己的思维和判断。当然，这样的自卑、自贬，以及对于暗示者的崇拜和能力的夸大，很少能被受暗示者意识到，这些心理过程通常都发生在潜意识。所以，暗示作用通常都发生在不知不觉中。而且，我们会发现，人们会不自觉地接受自己喜欢、钦佩、信任和崇拜的人的影响和暗示。这种对于自主判断的部分放弃，是有一定适应意义的，这可以使人们能够接受智者的指导，作为不完善的"自我"的补充。这是暗示作用的积极面。这种积极作用的前提，就是一个人必须有充足的自我和一定的主见，暗示作用应该只是作为"自我"和"主见"的补充和辅助。表面上看，有些积极暗示似乎起着决定性作用，其实，积极暗示对于被暗示者的作用，就像是"画龙点睛"。比如，如果一名运动员的成绩已经非常接近世界纪录了，这时候，他非常敬佩的恩师在旁边轻轻暗示到："你能行，你一定能得第一！"正是这一暗示，激发了他全部的潜能，使他在比赛中真的得了第一。这样的积极暗示，起到的就是画龙点睛的作用。相反，一个末流运动员，由于实力有限，即使暗示做得再完美、效果再佳，也难以创造奇迹。

二、心理暗示实施办法

（一）用语言或行动表达出内心的感受，即"内省法"

就是给自己设定一个减肥目标，将这个目标输入自己的潜意识或者将目标设置成自己的头像，放在自己的电脑桌面或头像上，不断提醒自己这是我近期的目标，一定要瘦多少斤，慢慢将这个目标印在自己的潜意识里面，不断提醒自己。

（二）找一个目标

就是找一个你梦想成为的人。找到他（或她）的图片贴在你的床头，然后把你的头像贴在他（她）的图片上。经常观摩，闭眼想想以后你要变成这个样子。当然你也可以找一张你自己以前瘦的照片，贴在你经常看到的地方，时刻提醒自己我要减肥。

（三）不要总向自己强调负面结果

我们不要总是给自己一些这样的提醒"昨天称体重又胖了"。因为越是这样，我们心里就会越紧张，不安的情绪越是会妨碍到你。所以，聪明人应避免老用失败的教训来提醒自己，而应多用一些积极性的暗示。积极的暗示和指导，比起总向自己强调负面结果要好得多。

(四) 用"汽车预热"方式调整心情

司机都知道，特别是在冬天，汽车上路前都要进行发动机预热，这样才能保证汽车良好的行驶状态，减肥也是一样。不要想着一周减掉多少斤，减的越多越快越好。其实减肥要先找到我们肥胖的原因，只有找到这个原因，并纠正它，配合合理饮食加适当运动，以及平和的心态。当你给自己的心情"预热"之后，再以崭新的面貌进入减肥状态。在状态最好时迎接挑战，这样就会事半功倍。

(五) 每日强化

每天起床后，双腿盘坐，做 10 次深呼吸。然后面对镜子看看自己的样子，闭眼想象自己想要成为的样子，默默地喊出来：我要减肥！想象自己瘦下来的样子。在运动之前，想象一下自己运动后瘦下来的样子，依次来增加自己对运动的积极性和斗志。

第三节 构建体控管理预防体系

一、构建体控管理预防体系的内容

主要包括：健康体重管理＝科学饮食＋合理运动＋心理健康＋健全性格

(一) 科学饮食

每种天然食物均有独特的营养成分，科学饮食能帮助人们正确认识食物营养素，养成良好的饮食习惯及饮食方法，摒弃旧式的通过抑制食欲、拒绝食物、单一饮食等多种方式达到减肥效果的错误饮食方式，科学地摄取食物的营养成分，从而保证健康的身体素质。

均衡的营养是成就健康体魄的基础，中国居民膳食指南要求人体每日需摄入 30 余种不同健康食材，以保证身体的营养充足。但随着社会生活节奏的加快，大多数人群远远无法达到该标准，长此以往，会影响身体健康，大大增加罹患各种疾病的概率。均衡营养即建立在此基础之上，推荐人们根据个体营养需求，合理选择优质健康的营养补充品，以达到维系健康、预防疾病、增强体质的作用。

（二）适量运动

人类每天应坚持 60 分钟左右低强度、有节奏的有氧运动。氧气的参与能最大程度地消耗能量、加速代谢、燃烧脂肪。科学研究表明，长期坚持适量的有氧运动，能够缓解压力、减轻体重、预防心脑血管疾病、防止骨质疏松、加强心肺功能等多种益处。但应注意过量有氧运动则易使肌肉过度劳累，影响人体健康。

（三）心理健康

指心理的各个方面及活动过程处于一个良好或者正常的状态。心理健康的理想状态是保持性格完美，智力正常，认知正确，情感适当，意志合理，态度积极，行为恰当，适应良好的状态。

（四）性格

性格是一个人对现实的稳定态度，以及这种态度相应的，习惯化了的行为方式中表现出来的人格特征。性格一旦形成便比较稳定，并非一成不变，而是可塑性的。性格不同于气质，更多体现了人格的社会属性，个体之间的人格差异的核心是性格差异。

二、运动营养、体重控制和心理健康三者之间的关系

首先，运动营养和体重控制之间必然相关。通过合理的运动和饮食调整，能够帮助肥胖人群实现体重的降低，但是对体重过轻的人而言，则是相反的结果。因此，运动和营养并不一定等于体重的降低，而是体重控制。在现代生活中，很多人都将瘦作为衡量美的主要标准，一些影视明星也潜移默化地引导人们以瘦为美。其结果是人们在审美上对胖瘦产生更加严苛的要求，进而导致盲目追求骨感美。一些人甚至通过一些非常极端的手段达成大幅度降低体重的目的，而这种做法对身体上的伤害是必然的，与此同时也会对心理造成不利的影响。很多人通过节食的方式来降低体重，却不知道其中的科学原理。通过节食方式虽然能够让体重秤上的数字降低，同时也降低了人体内的水分和肌肉，造成原本正常的新陈代谢能力过早降低，以及内分泌失调和抵抗力下降等问题。长期下去，身体会逐渐适应这种情况并形成记忆，导致脂肪储存能力增强。一旦摄入较节食阶段多的食物，就会马上自动转化为脂肪储存起来，最终变成人们通常所说的"易胖体质"。

合理的运动和饮食结构意味着人体能够摄入所需要的健康营养物质，并且适当降低糖类、脂肪、高钠的摄入，不会因为营养过剩造成肥胖和身体器官的负担，进而能够起到控制体重的目的。因此，运动营养的科学适当是体重控制的必要前提，体重控制是进行运动营养的必然结果。

其次，运动营养与心理健康之间也是相互联系和相互作用的。一方面，适当的运动能够帮助人类分泌多巴胺，帮助人们缓解因为控制饮食暂时出现的焦躁不安现象。在逐渐养成良好的运动习惯后，人们逐渐养成健康的饮食习惯，而不会在刻意节食失败后暴饮暴食和产生严重的罪恶感和自卑情绪。另一方面心理健康又能不断促进人们更加注重运动和营养，帮助人们顺利地将运动和营养融入生活，即使偶尔出现了食欲放纵，也不会过分纠结和陷入自责，而是以更加积极主动的心态调节自己。

再次，体重控制和心理健康之间的关系也是近几年来人们不断关注的问题。对很多减肥人士而言，在进行体重控制的过程中常会出现心理健康上的问题，这是由于不正确的体重控制导致的。例如，暴食症和催吐现象都是一种因为过度进行体重控制所产生的不健康心理状态和行为表现。而那些心理健康、能够正确调节自身情绪的人，在进行体重控制的时候能做到不盲从和不强求，根据自身的实际情况有计划和针对性地进行，小步履、密台阶，不急功近利，从而不会因为短期内无法达到降低体重的目的出现情绪崩溃，甚至陷入恶性循环。

三、性格与体重的关系

性格决定命运，体重作为命运的一个小方面，也受到性格的影响，下面一起跟着心理看九型人格的体重吧。每一种性格对于生活的态度以及生活方式不相同，所以运动以及饮食也是有很大的区别。

(一) 冲动型

在 1972 年的一项著名研究中，科学家让一帮小孩选择是立即得到一个棉花糖，还是等 15 分钟后得到两个棉花糖。结果证明选择耐心等待的小孩日后在生活中能获得更高分数或更大成就。德克萨斯大学的心理学教授阿特·马克曼认为，延迟满足感的能力和减肥大有关联。他说："人们不是'一个棉花糖型'就是'两个棉花糖型'，如果减肥对你而言很痛苦，那你很可能是'一个棉花糖型'。"

(二）可靠型

总是准点准时？总是循规蹈矩？这说明你很认真，很容易把一套饮食或健身计划坚持下去。不过矛盾的是，不管是否认真，制定计划或许反倒会逼你一直想着食物，结果适得其反。

马克曼认为解决办法就是：减肥计划不要制定得具体到究竟要减掉多少体重。比如，你以前都是开车送小孩上学，现在可以尝试走过去。

(三）情绪波动型

你如何应对"人生过山车"会影响你的情绪稳定性。"如果你情绪易激动，事情不是极好就是极差。"马克曼说。有些人会情绪化地吃东西。所以，你越容易情绪波动，就越会寻求食物安慰。"通常你越激动就越想做点什么，吃东西刚好能让你做点什么。"马克曼说。你应该学会了解自己的情绪波动，尝试采取健康的方式，比如打电话给朋友或通过运动来宣泄压力。

(四）安静型

就算在酒吧也情愿蜷缩着看书度过夜晚的人，在减肥上很占优势。"内向的人比较细微，不太容易冲动，所以也更容易理性地作出选择。"行为教练海蒂·汉娜说道，她著有《精锐方案：赢得最佳成就的大脑方法》，指出："内向的人所具备的性格特点能让他们坚持健康饮食和规律运动，这两样都需要节制，冲动的人很难做到。"面对考验意志力的情况，外向的人应该提前做好准备。举个例子，当你知道自己要参加宴会时，就提前吃点健康的点心，以免在宴会上吃太多垃圾食品。

(五）派对型

外向的人会让压力累积到一定程度，即所谓的"杏仁核劫持"，汉娜说道。这时，较之于更人性化的前额叶皮质，大脑中最基本最原始的部分更加活跃。汉娜说："前额叶皮质确保我们思考长远计划并做出健康选择。事实证明，为图快感而吃东西会诱发上瘾反应，进而导致过度摄入高能量高脂肪的安慰性食品。""如果你希望受人关注，可以尝试融入没有食物的环境里。"马克曼建议说。

(六）自我苛求型

"那些对自己严苛的人每次犯错都会表现得非常消极。"马克曼说。"而对自己宽和的人则会顺其自然，告诉自己下次不再犯同样错误就过去了。"
"如果你对自己要求很严，那你很可能在犯错后暴饮暴食，然后你又因为自己暴饮暴食而感到绝望。如果你不是天生就对自己这么苛求的人，那请原谅自己吧。"马克曼说。试试这个建议，做自己最好的朋友吧。

（七）早起鸟型

某个澳大利亚研究表明，较之于"夜猫子"，早起的人不太容易发胖——即便他们的睡眠时间完全一样。尽管该研究只涉及小孩，但结果很可能也适用于成人，医学博士艾伦·托费说道。他是威尔康奈尔医学中心的睡眠专家。"如果你爱睡懒觉，或许会常常觉得睡眠不足，这种情况下你应该早点上床来增加总体睡眠时间。"托费建议成年人每晚睡足七到九个小时。

（八）自我中心型

努力减肥时，稍微以自我为中心并不见得是坏事。"自我中心的人往往会考虑自己的利益，因此他们也更愿投入精力和毅力来坚持健康选择。"汉娜说。相反，那些在意他人的人在忽略自己帮助他人时往往会感到紧张疲惫，这又促使他们作出糟糕的饮食选择，汉娜补充道。所以，请学会"自私一点"，关注自己的需求，不要觉得愧疚。不要因为要见朋友就取消自己的锻炼计划，你可以运动结束后再见他们，或请他们一起运动。

（九）随和型

根据《人格与社会心理学》杂志上的一份研究显示，顺其自然的人比神经质的人更苗条。但有时候也会适得其反，马克曼说。"过于随和的人也会害怕失败，害怕让其他人失望。这种压力其实会妨碍减肥，毕竟，压力会降低对诱惑的抵抗力。"

第四节　体控与睡眠的关系

一、合理的睡眠

科学家研究指出，合格的睡眠应该有两部分组成，睡眠质量和睡眠时间。而这两部分之间有着非常紧密的联系，通常情况下，睡眠品质越高，所需的睡眠时间越短。如果睡眠品质越差，所需的睡眠时间越久。

正常成年人一天最佳的睡眠时间为 7～8 小时，当然也有一些人只需要

5～6 小时的睡眠时间，还有一些人需要 9～10 小时的睡眠时间。

二、睡眠不足对减脂的影响

根据美国疾病控制管理中心调查分析，睡眠质量和 BMI 有着非常紧密的关系，一般情况下，睡眠不足更容易让人发胖。同时睡眠对减脂也有非常重要的关系，因为 70％的生长激素都是在人体的深睡眠状态中分泌的，这种激素能够促进脂肪的分解，同时，充足的睡眠还能够提高人体对营养物质的吸收速率，促进代谢废物的分解与排出。加拿大研究人员对睡眠时间做了一项研究，每晚睡 7～8 个小时的人群和每晚睡 5～6 个小时的人群，得出睡眠不足会带来以下危害：①促进脂肪的堆积。研究人员发现，睡眠不足会促进腹部脂肪的堆积，同时研究还发现，每晚保证 7 小时的睡眠受试者，拥有最理想的身材。②促进皮质醇的分泌。睡眠不足会促进压力荷尔蒙皮质醇的分泌。而皮质醇的分泌增多会导致甲状腺激素分泌出现问题，进而导致腹部脂肪的堆积，睡眠不足的受试者在下午和晚上拥有更高的皮质醇水平。③睡眠不足会降低胰岛素的敏感度。研究发现，每天睡眠少于 6 个小时的人群，其胰岛素敏感度更低。胰岛素敏感度越低，脂肪堆积速率越高，糖尿病的患病风险更大。④睡眠不足会使褪黑素分泌紊乱。睡眠不足会引起褪黑素的分泌，进而会影响与黑色素相关的内分泌系统，饥饿素增加，瘦素减少。⑤睡眠不足会提高饥饿感。睡眠不足会影响胃饥饿素的增加，提高饥饿感，增加食欲，导致过量饮食。

三、在睡眠中加强燃脂的方法

按时起床，按时睡觉能减肥。据杨百翰大学的研究表明，每天同一时间段起床的受试者更容易变瘦。即使每天起床时间相差 2 个小时，也会增加糖尿病和心脏病的发生率。

养成锻炼的习惯。锻炼可以改善睡眠质量。美国科研人员对 3 000 名成年人进行锻炼对睡眠的影响研究时发现，每周进行 3～5 次中等强度的锻炼，可以有效改善睡眠质量。

睡前补充蛋白质。睡前补充蛋白质可以为人体提供充足的左旋色氨酸，促进褪黑素和血清素的分泌，可以提高新陈代谢，促进脂肪燃烧。

保持适宜的温度有利于减脂。纽约时报曾认为，人类的最佳睡眠温度为

16～24℃。也有文章表明，当睡眠温度降至 19℃时，人体的胰岛素敏感度将会提高，加快脂肪的燃烧速率。

第五节　构建体控管理实施方案

一、分析肥胖的原因

通过收集受试者的资料（身高体重、年龄、性别、教育程度、慢性病、饮食运动习惯、与家人朋友的关系、对未来生活的规划等问题）；受试者填写心理学卡氏 16 种人格因素测验表、心理学艾森克人格问卷；系统全面分析受试者不良的生活习惯及引起肥胖的真正原因。

二、让受试者认知改变

找到受试者肥胖的原因之后，与受试者进行沟通，介绍引起肥胖的原因，以达到在思想上的认同，继而达到行动上的配合。思想认知改变可能需要长时间的知识普及才能固化。需要在减肥过程中不断学习营养学知识、运动学知识、达到一定程度后才能达到认知固化。

三、找到受试者感兴趣的点

所谓兴趣是最好的老师，减肥也是这个道理。往往很多人减肥都是节食，这是一种反人性的行为，势必坚持不长久。还有一些减肥机构，直接丢给客户一些食谱和运动方案，不管客户喜不喜欢吃或者喜不喜欢这样的运动，这样的减肥效果短期可能是可观的，长期肯定是坚持不下去的。

如果受试者喜欢吃，那么可以建议自己动手来做食物，慢慢引导哪些食物吃的更合理、更健康，以及各种食材的妙用，普及营养学知识。在运动方面，如果受试者喜欢静，可以建议去练习瑜伽；如果不喜欢运动，看是否喜欢看电影、电视剧、听音乐，如果有这些爱好，可以在跑步机上看电影、在外面的路上听音乐快走。

四、制定计划

首先，要先确定一个总目标，就是在多久的时间段减多少斤。其次制定一个阶段性目标，比如这个月内减多少斤。计划的制定一定和受试者协商同意的情况下完成。明确量化每天的摄入量以及运动量。再次，受试者记笔记。将每天吃的任何食物和运动情况都记录下来。最后，自我评估。根据每天的笔记记录，每天晚上针对自己的饮食和运动进行自我评估。如果自控力不够，可以设定一个计划，比如减肥 100 天，每天每晚将自己的笔记及自我评估内容发到朋友圈，让自己朋友进行监督。

五、行为习惯固化

减肥成功之后，为防止不良的生活回来，再次引起复胖。建议继续执行科学饮食及合理运动；坚持每天记笔记；坚持每天自我行为分析。

第六节 构建体控管理的新稳态

肥胖是长期能量正平衡导致体内脂肪过度堆积的状态。能量储备能力是人体数万年进化的结果，也是机体的一种自我保护能力。在漫长的进化过程中，食物来源并不能保证持续充足，体重或体脂的减少常常是一个危险的信号，可能会对生存甚至繁殖能力造成威胁。因此，机体通过维持惯性体重和脂肪含量的保守方式来降低死亡的风险。减脂平台期的形成表明机体有一整套降低能耗的调节机制，保证数万年所获得的进化优势，即从能量摄入和消耗等多途径减少体重的快速下降。人体对体内脂肪和体重的下降非常敏感，一旦发现两者明显下降，马上刺激饥饿感和食欲来提醒人体多摄入食物以维持原来的体重。

在实施以生活方式干预减肥的过程中，并不是简单地制造能量负平衡就可以持续有效地降低体脂率，在这一过程中往往伴随着"减脂平台期"的出现。减脂平台期是减肥过程中随着体脂率下降而出现脂肪代谢减缓现象的特定阶段，平台期的出现会降低减肥者对减肥方式的依从性或放弃先前的减肥方法，导致体重反弹或减肥失败。

在减肥期间，减去脂肪的同时会伴随蛋白质和水分的丢失，同时由于体重的减少，在相同体力水平的情况下，消耗的能量就更少了。当机体的一些指标（如肌肉、水分含量等）超出了机体稳定平衡的范围，身体开始运行

"自我修复程序"。利用神经、激素调节等方式，对改变的指标进行调整，所以体重出现停止或反弹出现平台期。平台期的出现一方面是体控取得阶段性胜利的标志，同时也是避免体重反弹的关键时刻。

一、生活方式干预后减脂平台期出现的原因

（一）非体力活动产热降低

非体力活动产热（NEAT）是指机体低水平自发和无意识运动情况下的能耗效应，与有意识的体力活动明显不同，包括维持姿势与肌肉的紧张度及烦躁时的无意识活动等。NEAT 的个体间差异较大，每日能量消耗中该差异可达 300 千卡，甚至更多。这足以对机体的长期体重改变产生影响。正常体重受试者因食物短缺和体力活动增加，导致体重下降，同时伴随着 24 小时能量消耗下降 16％和自发性活动下降 45％。体重的下降或增加会伴随有能量消耗的代偿性变化，这一变化会阻止体重变化并促使其回到原来水平。每日能量减少摄入 470～700 千卡，就会导致能量消耗较预期大幅下降，能量消耗的适应性降低可能使得长期保持体重下降变得更加艰难和复杂。肥胖者减肥可能伴随着能量代谢适应性改变，如 NEAT 下降，使得肥胖者难以维持低体重。

（二）应急反应强度降低

机体为保持能量平衡会对能量消耗作调整，称之为适应性产热。有强度的运动对机体而言是一种应激刺激，尤其是对没有运动习惯者应急反应和/或应激反应更为明显，能明显提高运动中和运动后能源物质消耗。应急反应强度会随着适应性的提高而降低。有锻炼习惯的肥胖者在坚持长期锻炼后，身体机能不断提高，应急反应性降低，交感肾上腺系统动员下降，减弱运动中和运动后的能源物质消耗，脂肪动员和消耗减少。运动减脂平台期形成可能与身体机能适应性提高以及交感肾上腺系统动员减少有一定关系。

（三）运动性疲劳

由于运动使全身各器官机能水平下降而导致疲劳，使得调节系统发生紊乱，各项机能得不到充分的休息和调整，制约了运动效果，产生运动性疲劳。大量实验证明，单一的运动模式是无法对身体产生更多的刺激，也就无法带给身体更多的改变。

（四）基础代谢率降低

机体在不同阶段都有特定的标准体重，外部的干预手段使体重偏离了原来的标准标准值，使身体不自觉地降低了新陈代谢率。

（五）运动过程中营养搭配不合理

一定强度的运动，使身体需要更多热量和营养素来维持各项机能的正常运转，无论是增肌训练还是减脂训练，必须拥有一个旺盛的基础代谢，通过合理的饮食习惯，摄入充足的营养，对提高基础代谢率都至关重要。

二、构建新的适应性生活方式

体重或者体脂率不再变化时，先对自己的减肥计划进行反思，减肥过程中是否出现由于计划执行未达标而引起的体重平台期（表4-1）。

表4-1　调查项目

调查项目	是	否
精米白面和蛋糕等甜点摄入过多		
没有摄入优质脂肪酸或摄入量不足		
分不清生重或熟重		
没有使用厨房秤等工具，油和盐的使用靠手感		
重量估算错误（100克米饭只有小半碗）		
忽略酱料的热量，如沙拉酱		
采用极端节食减肥法，导致营养质量过低		
减脂期间没有忌口，无意识地大吃大喝		
运动量不够（逛街、家务等不算）至少达到世界卫生组织推荐标准		
运动不规律、方式过于单一（想运动时才跑步或快走）		
力量训练不足，身体肌肉量不够		
运动过度，极度疲劳		
睡眠不足，起床后仍感觉疲劳		
作息不规律，熬夜		
缺乏自我激励，消极对待，过于关注体重秤上的体重		

根据调查结果，调整没有执行的项目。如果减脂计划执行度高，但体重停滞已达一个月，甚至两个月以上；且每天都吃得很少，保持良好的运动习

惯，体重也毫无动静。这时需要制定一份新的适应性生活方式，内容包括：运动调整、饮食控制、休息安排三方面。

（一）运动调整

1. 调整运动频率

把每天训练一次调整为每 12 小时训练一次。每天训练 2 次。如早上 7 点进行一些简单的力量训练 15 分钟（可以在家进行俯卧撑、深蹲或者利用单杠等），然后进行 50 分钟有氧运动（在家附近跑步或快走）。在晚上 7 点进行 1 次 40 分钟的力量训练（在健身房中进行），然后进行 30 分钟的有氧（跑步机或者自行车训练等）。这样的每天训练 2 次能够很大程度上提高人体因为人体保护机制而减慢的新陈代谢。但同时需要注意的是，配合这样的训练方案热量的总摄入量要提高 15%～20%，提高的部分以蛋白质和复合碳水化合物为主。

2. 调整有氧运动的方式

人体对于不同的运动方法存在着一定的适应能力，在一种训练方法或一定范围内的运动负荷已经被人体各肌群充分适应后，已经无法对身体造成新的刺激，身体也就无法再出现应激性，也就很难再出现新的增长或突破。在强度保持一定范围内时可以进行适当的强度变换来达到更好的减脂效果。如跑步机上速度的变换可以提速 20%。如果是进行单车有氧训练可以通过调整单车的阻力来达到效果。如果不喜欢长时间跑步可以选择具有升降功能的跑步机将坡度调整为 6%，进行坡路行走或慢跑。如果以上这些方式作用效果不明显，可以进行负重慢跑。

3. 调整运动时间

运动量与前期一致，调整运动的时间，如周一、三、五进行有氧运动，调整至周二、四、六进行有氧运动，周一、三、五进行力量训练。

4. 进行循环低强度抗阻力训练

循环低强度抗阻力训练是由多种抗阻力训练动作组合的，多次重复、中低等负荷的抗阻练习，按顺序完成组合内的所有抗阻力训练动作，通常为 6～10 种，涉及全身的大肌群，构成一个循环。在单个循环中，每个动作间无停顿或短暂停顿，如运动时间：停顿时间＝2：1，通常停顿时间为 15 秒。可根据自己的身体素质重复 2～6 个循环。

研究发现，循环低强度抗阻力训练能增加运动后的过量氧耗，提高运动后能耗水平，有助于运动减脂。抗阻力训练通过增加肌肉体积，提高基础代谢率以及提升运动后能耗水平，可能是抵抗运动减脂平台期的一种有效方式。

通常循环训练的顺序为：全身—上半身—下半身—核心肌群和躯干肌—全身，如此能够确保全身各个部位的肌群均能得到训练。选定动作之后确定每个动作所需完成的次数和时间，可以写下来以提示受训者按方案完成每个动作。确保训练前的热身和训练结束后的放松时间。

举例：平板运动—俯卧撑—蹲跳—仰卧起坐—俯卧撑向上纵跳—长凳屈臂支撑。每个动作进行 20～30 秒，或 8～10 次。一周 2～3 次，平均分配，两次训练间建议休息 48 小时以上。

（二）饮食控制

1. 避免低血糖的发生。低血糖是最能启动人体自我保护机制的因素

血糖是大脑的能量，当人体缺乏血糖的时候大脑会处在能量低的状态，这时候人体会做出一系列的反应来启动生存保护机制。下丘脑外侧含有葡萄糖敏感性神经元，血糖降低具有强烈的刺激阿立新 A 酶（一种下丘脑肽）的释放，从而激发食欲，产生觅食行为。此时摄入食物，人体会想方设法地保存，且是以脂肪的形式保存。同时低血糖会引起人的暴饮暴食。当人长期处于节食状态时候，发生了低血糖，意志力明显下降，非常容易出现一次性的大吃大喝，影响减脂效果。避免低血糖的最好方法是全天均匀地摄入复合碳水化合物。复合碳水化合物可以选择：全麦面包、乳制品、荞麦、豆类、燕麦片、糙米饭、红薯，玉米等。

2. 适量增膳食纤维，如大米加燕麦的杂粮饭

膳食纤维，可以润滑肠道，在食物和肠道壁之间形成一个间隔，减少食物的吸收利用率。人体的排泄物也富含热量。当人体长期热量摄入减少，热量消耗增加时，人体自由保护机制受到激活，启动对食物的热量吸收率保护性机制，人体对食物的吸收率会显著提高，排泄物中的热量显著减少。

3. 采用低 GI 饮食法，避免摄入单糖（含有葡萄糖高的水果如香蕉和葡萄，甜饮料、果汁、可乐等）

选择低 GI 食物，可降低人体胰岛素分泌，减少热量产生及脂肪形成，达到减脂的目的。人体的胰岛素是胰腺分泌的激素。当机体摄取食物时血糖值升高，胰脏分泌的胰岛素用于调节血糖，将身体所需的血糖储存在肝脏或肌肉内。

这种机制有助于运动后恢复肌肉和肝脏中的糖原储备（这也是为什么在训练后应该摄入单糖促进胰岛素分泌的原因之一）。但是除了运动后的时段，当人体糖原储备处于饱和的状态时，过高的血糖，会在胰岛素的作用下运送至肝脏，在肝脏中合成脂肪酸最终以脂肪的形式储存起来。所以在减脂过程中应选择低 GI 的食物，避免血糖的波动和低血糖的发生。

4. 补充 B 族维生素，保障蛋白质的供应，足量饮水以促进血液循环、消化和基础代谢的维持

（三）休息安排

运动过程中肌肉的频繁收缩，会引发一些肌纤维、结缔组织（包括韧带和肌腱）的微创，这类微创一般会在 48 小时内自我修复。休息之后身体会进行超量恢复，身体的状态和体能得到上升，促进运动计划的执行，对于高强度的抗阻训练不宜连续 3 天进行，应休息 1～2 天后开始新的运动计划。

每天保证睡眠时间 7～9 小时。在减脂平台期，不要熬夜，最好 11 点以前睡觉。身体很多机能都是在晚上进行调整的。应积极休息，尽快消除疲劳，促进新陈代谢，保证机体得到恢复和补偿。

此外，树立积极的健康认知，忘掉体重秤上的那个数字对打破减肥平台期也是有帮助的。体重是自我健康认知的一部分，平台期太过频繁地称体重，会让减肥者感觉到挫败感，很难做出正确的判断。健康并不会像体重秤上的数字每日波动，养成记录食物摄入种类和数量、运动时间和频率、睡眠时间、阻止自己暴饮暴食的好习惯。

运动能保持心脏和肌肉健康，并减少心脑血管疾病的发生。运动并不仅仅是一个卡路里消耗计算器，它更是一种预防性的方式。转变减肥的态度，为了减肥更为了健康而开始运动。随时随地激励自己，就算遇到平台期也不松懈坚持减肥的决心。

第五章 体重管理之减重方案

第一节 常见的减重方案

一、限制能量平衡膳食

（一）限制能量平衡膳食概念

什么是限制能量平衡膳食（CRD）呢？简单来说就是少吃，但少吃的同时又需要保证营养素。

具体而言，这是一种在限制能量摄入的同时，保证基本营养需求的膳食模式。该方法的原理是严格限制总能量的摄入，保证摄入的能量小于消耗的能量，同时配合合理的运动，达到减肥的目的。

限制能量平衡膳食对于延长寿命、延迟衰老、降低体重相关疾病的发生具有明确干预作用。

CRD目前主要有三种类型：①在目标摄入量基础上按一定比例递减（减少30%～50%）；②在目标摄入量基础上每日减少500千卡左右；③每日供能1 000～1 500千卡。

研究人员对超重者进行了6个月CRD干预（能量摄入减少25%），发现与非CRD相比，CRD组的胰岛素敏感性有明显改善，并认为这是降低体重的原因。也有研究人员对内脏脂肪面积≥100厘米^{2}的成人进行12周CRD干预后，有效降低了体重、脂肪组织重量、内脏脂肪面积以及动脉粥样硬化的发生风险。

优缺点及适用人群：优点是安全有效，是医学专家和营养学家推荐的减肥方法之一。缺点是需要长期坚持，短期内效果一般，如果营养素比例控制不当，减去的可能是水分和蛋白质而不是脂肪。该模式适用于所有需要控制体重者。

（二）适用对象

需要减轻体重者，如单纯性肥胖；为控制病情减少机体代谢负担的病人，如糖尿病、高血压、高脂血症、冠心病等。

（三）配膳原则

根据病情限制能量供给，其他营养素基本符合膳食营养素参考摄入量（DRIS）建议，营养素之间保持合适比例，使人体需要和膳食供给建立平衡关系。能量减少应逐次进行，以利于机体动用、消耗储存的脂肪，防止出现不良反应。

1. 限制总能量

按照不同的病情、年龄、体重等情况限制总能量的供给。一般在正常供给的基础上，未成年人每天能量摄入量减少 125～250 千卡；成年病人减少 500～1 000 千卡，但每天总能量摄入不宜＜800 千卡，以防体脂动用过快，引起酮症酸中毒。

2. 充足的蛋白质供给

蛋白质不应＜1 克/千克，一般占总能量的 15％～20％，其中优质蛋白质应占 50％以上，应防止蛋白质供给量过高造成的营养过度性肝损害。

3. 减少碳水化合物和脂肪的供给

碳水化合物的供给量应为总能量的 40％～55％，一般为每天 100～200克，尽量减少精制糖的供给。膳食脂肪一般占总能量的 20％～25％，较少动物脂肪和含饱和脂肪酸的油脂和高胆固醇食物，但要保证必需脂肪酸的供给。

4. 适当减少食盐摄入量

食盐能引起口渴并刺激食欲和增加体重，病人体重减轻后可出现水、钠滞留，故应适当减少食盐的摄入量，每天食盐量在 3～4 克为宜。

5. 充足的矿物质和维生素

由于进食量减少，易出现矿物质（如铁和钙）、维生素（如维生素 B_1）的不足，必要时可用制剂补充。

6. 增加饱腹感

注意食物的体积，膳食可多采用富含膳食纤维的蔬菜和低糖的水果，以尽量避免病人出现饥饿感，必要时可选用琼脂类食品。

（四）注意事项

采用低能量膳食的同时应配合运动和行为调整。不宜减少活动量，调整不良的生活和饮食习惯，并注意饮食与心理平衡，以达到预期效果。长期能量控制在 1 000～1 200 千卡以下者，应注意及时补充维生素和矿物质制剂。低能量膳食不适用于妊娠肥胖者。

（五）食物选择

1. 宜用食物

选用粗粮、豆制品、叶菜类蔬菜和低糖的水果等，限制选用谷类、水产品、瘦肉、禽类、蛋类、全脂乳类、豆类。烹调方法以清淡为宜，多采用蒸、煮、拌、炖等无油的做法。

2. 忌用食物：油煎、油炸食品

避免油腻的食物和甜食，如肥肉、动物油脂（猪油、牛油、奶油等）、花生油、糖果、甜点心、白糖、红糖、蜂蜜等。

3. 每天参考的食物摄入量

谷类 200 克，叶菜类 800 克，精瘦肉类 80 克，鱼类 80 克，脱脂奶 250 克，植物油 15 克。

（六）限制能量平衡膳食指南

根据限制能量平衡膳食减肥时，我们到底该如何进行平衡膳食的实施？

1. 脂肪膳食

多项研究证实 CRD 的脂肪供能比例应与正常膳食（20%～30%）一致，过低或过高都会导致膳食模式的不平衡。

在 CRD 中补充海鱼或鱼油制剂的研究均报道，n-3 多不饱和脂肪酸（n-3 PUFA）对肥胖者动脉弹性、收缩压、心率、甘油三酯及炎症指标等均有明显改善，可增强 CRD 的减重效果。

2. 蛋白质膳食

由于 CRD 降低了摄入的总能量，必然导致产热的宏量营养素摄入降低，应适当提高蛋白质供给量比例（1.2～1.5 克/千克，或 15%～20%），这样就能在减重过程中维持氮平衡，同时具有降低心血管疾病风险，增加骨矿物质含量等作用。

不同来源蛋白质的减重效果可能不同，有研究发现大豆蛋白的减脂作用优于酪蛋白，且其降低血液中总胆固醇和低密度脂蛋白胆固醇的作用更明显。

3. 碳水化合物膳食

根据蛋白质、脂肪的摄入量来确定碳水化合物的供给量（40%～55%）。过高或过低都将导致膳食模式不平衡。

碳水化合物的来源应参照《中国居民膳食指南》，以淀粉类复杂碳水化合物为主，保证膳食纤维的摄入量为 25～30 克/天。严格限制简单糖（单糖、双糖）食物或饮料的摄入。

4. 微量营养素膳食

肥胖与某些微量营养素的代谢异常相关，尤其是钙、铁、锌、维生素A、维生素 D 及叶酸的缺乏。肥胖和膳食减重也可引起骨量丢失。

通过了解以上的内容，我们在减肥时，一定要在限制能量摄入时，平衡膳食保证身体所需的营养素，这样才不会对身体造成伤害。

二、低能量平衡膳食和极低能量膳食

（一）低能量膳食及极低能量膳食概念

低能量膳食（LCD）也称作限制能量饮食，是在满足蛋白质、维生素、矿物质、膳食纤维和水这五大营养素的基础上，适量减少脂肪和碳水化合物的摄取，一般成人每日摄入的能量不高于 1 000 千卡。极低能量膳食（VLCD）通常指每日只摄入 400～800 千卡的能量，且主要来自于蛋白质，而脂肪和碳水化合物的摄入受到严格限制。因容易出现营养代谢紊乱，通常需要在医生和营养师的监督下进行。

极低热量饮食（VLCD）是指只含有正常饮食中四分之一的热量。研究人员开发出一种新型的稳定（天然存在的）同位素方法，追踪并计算了许多促使肝脏葡萄糖产生的代谢过程。该方法被称为 PINTA，研究人员利用它对肝脏内部的重要代谢通量进行了综合分析。这些代谢通量可能会导致胰岛素抗性和葡萄糖产生量增加，而这两个过程都会增加糖尿病患者的血糖浓度。VLCD 是能迅速减肥的全营养饮食，每天热量为 800 千卡。在监控条件下，有经验群体应采用 VLCD。当他们采用这种措施时，并发症很少。VLCD 的长期效果并不比其他饮食控制措施好。所以，它们的实用性也有限。但它们对为降低诊断或手术危险，而需要短期减肥的患者可能有用。

（二）低能量膳食及极低能量膳食现状

优缺点及适用人群：优点是短期内能看到减肥的效果，增强减肥者的信心。缺点是机体长期处于饥饿状态，易增加痛风发生的风险以及引起电解质平衡紊乱等不良反应。该模式通常需要在医生监督指导下进行，一般推荐用于个体减肥。

三、轻断食

（一）轻断食膳食概念

轻断食（the Fast Diet）也称"5/2 断食法"，是由英国医学博士麦克尔·莫斯利发起的一种新的减肥方法，即每周有不连续的 2 天每天只摄取 500 千卡（女生）或 600 千卡（男生）能量的食物，其余 5 天自由饮食，不控制。随着时代发展，我们的饮食习惯也发生了巨大的变化，整天吃吃喝喝已成为我们生活的"常态"，每天摄取的能量普遍超标，轻断食正迎合了低热量的饮食趋势。一些研究表明，轻断食带来的好处远不止于瘦身减肥，同时还有保护大脑，抗衰老；控制糖尿病，降血糖；排毒，净化脏器；提高免疫功能；预防癌症；改善情绪，抗抑郁和延年益寿等功能。这种膳食模式也称间歇式断食 5∶2 模式，即 1 周内 5 天正常进食，其他 2 天（非连续）摄取平常的 1/4 能量的饮食模式。

（二）轻断食注意事项

轻断食，是近年来流行的是一种崭新做法。它并不等于绝食，而是以低能量的食物代替正常的三餐，来实现促进肠胃排空、缓解便秘、有利于身体排出毒素、减轻体重等效果。

轻断食并非拒绝进食。轻断食是暂时性地断绝正常饮食，而是用果汁、蔬菜汁等液态饮品或者天然水果蔬菜来代替三餐的清体方式。它是细嚼慢咽，是让你用健康的食物和全新的方式去享受美味。在断食日允许女性摄取 500 千卡、男性 600 千卡，不仅能让断食者舒服一点，最重要的是容易长期执行。

轻断食与断食有本质的区别，断食需要坚定的意志与长期的努力，而轻断食则不需要长期断食，也符合现代人的基本生活节奏与诉求。

（三）轻断食现状

1. 优缺点及适用人群

优点是有益于体重控制和代谢改善，没有严重不良反应。缺点是需要配合运动和长期坚持。适用于并发糖尿病、脂肪肝、心血管疾病及其他慢性疾病的超重和肥胖者。

2. 轻断食对人体的好处

减肥只是轻断食的一项益处。真正的益处是可长时间改善健康：降低许多疾病的风险，包括糖尿病、心脏病、阿尔茨海默症、癌症等。

3. 对皮肤的好处

皮肤会变得漂亮。皮肤要漂亮、细致、年轻、有光泽，需要内外兼顾的保养功夫，如果光是外在涂涂抹抹，没有将体内毒素排出，不会有真正美丽的皮肤。轻断食能彻底排除体内毒素，同时调整全身内分泌、促进血液循环，改善内脏器官的功能（如肝脏），再配合外在的保养动作，会使得皮肤红润、细致、有光泽、毛细孔缩小，脸上的黑斑、毒斑也会因为排毒后颜色慢慢变淡，达到丽肤美容的效果。只是有一点必须注意，由于轻断食产生"自愈能力"的作用，脸上如果有青春痘、粉刺、面疱、过敏等，在改善过程中可能会比断食前更严重，这种状况不需要担心，这只是一种排毒改善的过程，几天之后会渐渐缓和消除。

4. 对女性问题的好处

妇女常常罹患的子宫肌瘤、子宫内膜异位症、巧克力囊肿、子宫肌腺瘤等，严重的会不孕，甚至产生肿瘤，轻断食"自体溶解"的作用，把不正常的内膜细胞、血块、肿瘤溶解，就能改善这些疾病。轻断食不是绝食，只是让你恰当地吃，让你回归最自然的生活方式。对食物乃至一切事物放下执念，你自然就能瘦下来，获得心灵的自由。

（四）轻断饮食原则

一周内，挑出不连续的两天轻断食，其他五天正常饮食，轻断食的两天允许女性摄入 500 千卡、男性 600 千卡热量的食物，宜选择一些蛋白质含量高但升糖指数低的食物，不建议全面禁绝碳水化合物，但应尽量避免食用高热量、高升糖指数的食物。

（五）轻断饮食膳食指南

1. 碳水化合物

碳水化合物对血糖的影响大，血糖升高会导致胰岛素浓度变高，胰岛素可使体内储存脂肪，但碳水化合物的供给热能、解毒和节约蛋白质的功能也不可忽略，因此不建议轻断食日全面禁绝碳水化合物的摄入，应挑选升糖指数低的食物，如燕麦、糙米等。

2. 蛋白质

补充适量蛋白质以保持肌肉健康，保护细胞功能，调节内分泌，促进免疫力，增强体力等，但不建议在轻断食日只摄取蛋白质，应将蛋白质纳入允许的热量额度之内，并选择"优质蛋白质"，比如清蒸鱼、去皮鸡肉和虾等。

3. 脂肪

轻断食日应选择低脂烹饪手法和低脂食物。据《中国居民膳食指南（2016）》，每人每日烹调油量为 $25\sim30$ 克，轻断食日应尽量减少脂肪的摄入，减少烹调用油，选用低脂食物。如用少油或无油烹调方法，用低脂鸡肉、牛肉代替猪肉；以豆制品代替动物肉类；多食用白菜、黄瓜、海带等低脂食物。

4. 矿物质

轻断食日应减少食盐摄入，采用低盐的烹调方法，如后放食盐、用酸味代替咸味等。同时可适量食用富含钙镁的食物，如脱脂纯牛奶和坚果等。

5. 维生素

轻断食日应适量摄入维生素丰富的食物，如富含维生素 B 的全麦食品、富含维生素 C 的草莓等。

四、高蛋白膳食

（一）高蛋白质膳食（HPD）的概念

HPD 是一类每日蛋白质摄入量超过每日总能量的20％或1.5 克/千克体重，但一般不超过每日总能量的30％或2.0 克/千克体重的膳食模式。

（二）高蛋白质膳食（HPD）的优缺点及适应人群

优点是饱腹感较强，能缓解饥饿，有利于控制减肥后体重的反弹；可以改善单纯性肥胖以及合并高甘油三酯血症、高胆固醇血症者的血脂水平，有助于减肥者长期坚持。缺点是蛋白质摄入量偏高，会增加肝脏和肾脏的负担。适用于单纯性肥胖或有肥胖并发症但无肾功能异常的减肥者。

（三）高蛋白质膳食（HPD）的发展及注意事项

HPD 膳食（高蛋白饮食）模式是《中国超重/肥胖医学营养治疗专家共识》（2016 年版）中推荐的减肥膳食模式之一。相对于其他的减肥膳食模式，HPD 膳食模式确有明显的优势。研究证实，HPD 膳食模式相比常规的膳食模式（正常蛋白质供给量饮食模式），减重效果更明显。而且 HPD 膳食模式减肥成功后，体重反弹率更低（可能跟肌肉丢失相对较少有关）。当然，最重要的是，HPD 膳食模式相对于其他的"江湖减肥法"，安全性更高一些。相对来说，用 HPD 膳食模式减肥，既能达到较快的减肥效果，又能减少肌肉丢失的比例，还能避免一些"极端减肥方法"给身体带来的不适反应。需要注意的是，由于 HPD 膳食模式中，蛋白质的供能比例较高，会增加钙质的流失，因此，建议用 HPD 膳食模式减肥的人，注意补充钙等必需营养素。另外，HPD 膳食模式会增加肝肾的代谢负担，存在肝肾功能不全或者慢性肾病患者，慎用 HPD 膳食模式减肥。对于慢性肾病的患者，建议用 CRD（限制能量平衡）膳食模式减肥。

五、代餐

（一）代餐的概念

所谓代餐（又名替餐、代餐食品），顾名思义就是取代部分或全部正餐的食物，常见的代餐形式有代餐粉、代餐棒、代餐奶昔以及代餐粥等。代餐除了能够快速、便捷地为人体提供大量的各种营养物质外，具有高纤维、低热量、易饱腹等特点。如利用魔芋为原料生产的鲜花派、五谷杂粮辗磨的杂粮粉。

代餐的产品有许多型态，当做卡路里控制餐使用时，所有代餐都有相同的效果，因此在选择代餐时，要选最适合自己口味、食用时机及脂肪含量最少的产品，并在食用前先详读标示，才能发挥代餐的效果。代餐食品的加工工艺有铜锅炒制，石磨辗轧，低温烘焙，开水冲泡，等等。

（二）代餐的现状与发展

1. 代餐起源

因为代餐是取代部分或全部的正餐，所以从广义的角度来讲，任何能够替代部分或全部正餐的食物，都可以称其为代餐。说起正餐，又因地域、民族的不同，人们的饮食结构也具有很大的差异。

西方的饮食结构主要以肉类为主，肉类物质是主要的能量来源，其特点是能量密度高、富于油脂和糖类，碳水化合物含量较少。

从西方的饮食结构中不难发现，肉类、奶酪、黄油、甜品这些都是富含高脂肪、高热量的食物，随着二战后西方经济的复苏，加之人们缺乏运动，因此西方的肥胖人数也在急剧增长。在维也纳召开的有关肥胖者问题的第11次欧洲会议上，与会的来自50多个国家的2 000多位专家一致认为"肥胖症已经成为西方世界的灾难"，一些发达国家的肥胖比例更是明显高于其他国家。目前，美国成年人体重超标所占的比例高达74%，英国成年人体重超标的比例为61%，而相比之下，日本的肥胖比例仅为1%。

过度肥胖不仅影响人的形态外观，更会对人的健康产生严重的威胁。过度肥胖会使人易患高血糖症、高脂血症和高血压症，进而对人体的各个器官，特别是心脏造成严重的负担。据调查，80%的糖尿病患者肥胖，而高血压和高血脂患者伴有肥胖症的都各占50%。体重每增加10%意味着患心脏病的危险增加13%，体重减少10%可导致血压降低13%。

正是由于人们逐渐意识到了肥胖对于健康的危害，所以一些替代高热量、高脂肪正餐的食物应运而生，这就是最早的代餐理念。

2. 代餐发展

代餐的理念最早起源于西方国家，得益于西方工业化的发展，食品工业也在迅猛发展。一些最早的降脂、降糖食物如压缩饼干等，可以说是代餐的雏形。这一时期，人们已经意识到了饮食健康的重要性，开始尝试研发一些低脂、低糖的食物，取代高脂肪、高热量的饮食。

广泛意义的代餐，并不局限于减肥代餐，任何功能性的替代部分或全部正餐的食物都可以算作代餐。近几年来，得益于全球风靡的减肥风潮，代餐理念得以发扬光大。

减肥代餐食品具有高纤维、低热量、易饱腹等特点，因而食用代餐可以有效地控制食量和食物中的热量，进而达到减肥的目的。代餐减肥是目前风行于国际的减肥瘦身辅助方法，由于营养均衡、效果显著、食用方便，自面世以来，便得到众多减肥瘦身人士的喜爱。

（三）代餐的具体形态

代餐减肥类产品有很多，主要有代餐粉、代餐棒、代餐奶昔和代餐汤等，依据国际食品法典委员会公布的《减肥用低能量配方食品标准》，食用代餐可以将一餐的热量控制在 150～500 千卡左右，而一般人一餐的热量摄取约为 500～1 000 千卡。由于摄入的能量小，体重自然减轻了。

1. 代餐粉

种类：黑豆代餐粉、果蔬代餐粉、蛋白复合粉、谷类代餐粉、膳食纤维粉等。

口味：可可口味、香芋味、魔芋味、香草味、芝麻糊味等。

2. 代餐饼干

种类：代餐饼干、代餐曲奇、代餐棒。

口味：卡布奇诺口味、芝士口味、可可榛子口味、黑胡椒口味、巧克力口味等。

3. 代餐汤品

种类：代餐奶昔、代餐果昔、代餐粥、代餐汤。

口味：芒果南瓜口味、瑞士巧克力味、香草味、香蕉味、青柠檬味、摩卡咖啡味等。

（四）代餐的注意事项

1. 多喝水，每天至少喝 2 000 毫升的水

当体内脂肪燃烧利用时，需要有足够水分将这些代谢产物排出。减重当中非常容易脱水，所以水分补充更为重要。

2. 多吃蔬菜或其他高纤食物

饮食中多多摄取膳食纤维，可以促进肠胃蠕动，帮助排便，而青菜热量低体积大，可以减少饥饿感。肚子饿时可以选择一些低热量水果像番茄等。

3. 要有足够的蛋白质

通常代餐的成分中蛋白质的量不足以应付人体的需要，长期服用时会造成蛋白质不足，而使得身体细胞修护的能力变差，皮肤弹性下降，免疫力下降等健康上的问题。所以豆、奶、蛋、肉类这些富含蛋白质的食物每天都要摄取。

4. 运动

运动可以在减重过程当中，增加热量的消耗，让你瘦的更快，而且可以帮助保持肌肉，提振精神，增加脑内啡肽，在减肥当中也能保持心情愉快。

对于热衷保持苗条身材的人来说，代餐食品早已不是什么新鲜的名词，除了常见的代餐粉，还有诸如酵素饮料、代餐奶昔等形式。这些食品在线上售卖时，往往极力宣传神奇的减肥效果，号称可以完全替代食物食用，不少还声称是国际大牌、价格不菲。五花八门的代餐食品中，有的"假冒大牌"，有的连热量表等基本信息都没有，质量堪忧。专家认为，代餐食品只是一种普通食品，不应明示减肥效果，均衡营养对身体更为重要。

六、低碳、极低碳水化合物膳食

(一) 低碳、极低碳水化合物膳食概念

低碳饮食，就是低碳水化合物，注重严格地限制碳水化合物的消耗量，增加蛋白质和脂肪的摄入量。

低碳饮食是 1972 年，阿特金斯在《阿特金斯医生的新饮食革命》首次出现的。低碳饮食虽然在食物的类别和摄入有所节制，使身体得到均衡，但在医学界上引起了强大争议，且在进一步研究其效果。

《全民节能减排手册》书中指出，每人每年少浪费 0.5 千克猪肉，可节能约 0.28 千克标准煤，相应减排二氧化碳 0.7 千克。如果全国平均每人每年减少猪肉消费 0.5 千克，每年可节能约 35.3 万吨标准煤，减排二氧化碳 91.1 万吨。更有数据表明，吃 1 千克牛肉等于排放 36.5 千克二氧化碳；而吃同等分量的果蔬，二氧化碳排放量仅为该数值的 1/9。所以多吃素少吃肉，不仅有益身体健康，还能减少碳排放量。

(二) 低碳、极低碳水化合物膳食优缺点

1. 优点

(1) 减肥。减少碳水化合物摄入量后，人体由利用碳水化合物获取能量转变为将脂肪作为主要能量来源，这样可以实现减肥效果。

(2) 保持体重。每个人都有一个可使自己的体重保持不变的碳水化合物摄入水平。为确定这一水平，阿特金斯计划逐步增加人体的碳水化合物摄入量，直到体重保持不变为止。

(3) 健康。阿特金斯饮食法鼓励节食者在必要时将营养丰富的食物配合维生素和营养补充剂一起食用。

(4) 预防疾病。减少碳水化合物摄入量并由此减少胰岛素的产生有助于

预防糖尿病等疾病。

2. 缺点

便秘以及因酮体过量引起的口臭。

（三）低碳、极低碳水化合物膳食原理

低碳饮食法首先就是要限制碳水化合物。当身体没有得到碳水化合物来燃烧供能时，它就会去寻找其他燃料。低碳饮食法要求每天碳水化合物摄入量的上限为 20 克，并至少保持 2 周。那么，人体内将会发生下列状况：

肝脏将葡萄糖转化为糖原进行储存。这些储存的糖原大约可满足 12 小时的葡萄糖供应。当前一餐摄入的碳水化合物全部消化完毕后，肝脏即开始将储存的糖原重新转变为葡萄糖，并将其释放到血液中，以维持血糖平衡。此时身体发生脂解作用，也开始分解脂肪细胞，并将脂肪酸释放到血液中。不需要利用葡萄糖作为能量的组织（如肌肉细胞）便开始燃烧脂肪酸。这样可减少葡萄糖的需求量，保证神经细胞能够获得葡萄糖。当肝脏中的糖原耗尽后，肝脏会转而进行一个称为糖异生的过程。糖异生作用是将氨基酸转变成葡萄糖。随后，肝脏开始利用通过脂解作用释放到血液中的脂肪酸合成酮体。大脑和神经细胞从纯粹的葡萄糖消耗者转变成部分的酮体消耗者，以获取能量。这一过程被称为酮症——这也是低碳饮食法又被称为生酮饮食法的原因。理论上，低碳饮食法是使人体由一台以碳水化合物为燃料的机器转变为以脂肪为燃料的机器。因此，低碳水化合物饮食迫使人体内储存的脂肪成为主要的能量来源。

要进一步理解低碳饮食法的原理，还必须了解人体是如何利用糖获取能量的。人体将糖转变为能量时，需要一种激素——胰岛素。胰岛素通过控制血液中的糖量使细胞能够将碳水化合物转变成葡萄糖。人体分泌胰岛素，以避免血糖过高。胰岛素是一种储存激素，也就是说，胰岛素会使人体将暂时不消耗的糖以脂肪的形式储存起来。胰岛素还会阻止人体消耗储存的脂肪。阿特金斯法认为正是这种"胰岛素反应"使体内脂肪不断蓄积。这种功能在食物短缺时很有用处，但在食物充足并且富含碳水化合物时却会增加体内脂肪的蓄积。相反，低碳水化合物饮食使身体释放更少的胰岛素。当胰岛素水平正常时，人体开始消耗自身的脂肪以获取能量，从而获得减肥效果。保持稳定的胰岛素水平不仅可使人体消耗脂肪，还可减轻饥饿感、降

低食欲。简而言之，阿特金斯法能通过控制碳水化合物的摄入量来控制胰岛素水平。

（四）低碳、极低碳水化合物膳食特点

低碳饮食法最大的特点是可以使人在不知不觉中减掉体内的脂肪，为忙于应酬、无暇锻炼或因工作、生活的不科学而导致身体出现赘肉的人提供一种简单、快速、有效并持续终身的减肥以及营养饮食法。

根据所处阶段和个人新陈代谢状况的不同，所吃的食物也有所不同的四个阶段：

1. 诱导期

这是阿特金斯饮食法的第一阶段，也被视作限制最为严格的阶段。换句话说，在第一阶段，您只能吃极少碳水化合物。每天的摄入量仅为20克。可以食用的碳水化合物包括色拉和其他非淀粉类蔬菜。

2. 持续减肥期

到了第二阶段，您可以在食谱中加入一些碳水化合物。在这一阶段，碳水化合物的摄入量可增加到每天25克。此后每周可增加5克碳水化合物摄入量。这样，在第二阶段的第二周，您每天可以食用30克碳水化合物。到第三周时，您每天可以食用35克碳水化合物，依此类推，就这样继续缓慢增加碳水化合物摄入量，直到体重停止减轻为止。到那时，您再从每天的碳水化合物摄入量中减去5克。该水平可使您保持体重不变。

3. 保持体重前期

这是从减肥期向体重保持期过渡的阶段。每周可将碳水化合物摄入量提高10克，前提是体重仍在下降。

4. 终生保持期

在最后阶段，您可以选择各种不同的食物，但是仍要限制碳水化合物的摄入量。正是在这一阶段，您既可以继续减轻体重，又可以食用比前几个阶段更为多样的食物。

（五）低碳、极低碳水化合物膳食影响

从美国总统克林顿到好莱坞明星珍妮佛·安妮斯顿、布拉德·皮特，都是受益者和执行者。享誉美国，以至于可口可乐公司不得不根据消费者的建议推出低糖的"健怡"和"零度"可乐。美国哈佛大学和美国农业部，借鉴

健康膳食金字塔，制定出推荐给全民使用的科学饮食金字塔。新东方教师徐小平在其博客上称低碳饮食法让他"20 天减 20 斤"。

（六）低碳、极低碳水化合物膳食指南

（1）尽量不吃饭、面、面包等高碳水化合物的食物。

（2）中餐和晚餐要有蛋白质＋蔬菜。

（3）晚餐在 9 点前吃完，9 点之后除了喝水，任何东西都不吃。

（4）鱼、海鲜、贝类可与肉类交替吃，一餐选一种蛋白质即可，不能同时吃鱼和肉。

（5）经过复杂料理的汤汁（如煲汤）不要喝，尽量喝清汤，不喝浓汤类。

（6）避免油煎、油炸、勾芡、裹粉等烹调方式，蒸、煮、烫最好。

七、地中海饮食

（一）地中海饮食概念

地中海饮食（Mediterranean diet），是泛指希腊、西班牙、法国和意大利南部等处于地中海沿岸的南欧各国以蔬菜水果、鱼类、五谷杂粮、豆类和橄榄油为主的饮食风格。研究发现地中海饮食可以减少患心脏病的风险，还可以保护大脑免受血管损伤，降低发生中风和记忆力减退的风险。现也用"地中海式饮食"代指有利于健康的，简单、清淡以及富含营养的饮食。

（二）地中海饮食由来

营养学家发现生活在欧洲地中海沿岸的意大利、西班牙、希腊、摩洛哥等国居民心脏病发生率很低，普遍寿命长，且很少患有糖尿病、高胆固醇等现代病，经过大量调查分析谜底逐渐被揭开，发现这与该地区的饮食结构有关。此前的诸多研究显示，地中海式饮食可帮助降低罹患心脏病、中风、认知障碍（如阿尔茨海默病）的风险。

（三）地中海饮食饮食结构

（1）以种类丰富的植物食品为基础，包括大量水果、蔬菜、土豆、五谷杂粮、豆类、坚果、种子。

（2）对食物的加工尽量简单，并选用当地、应季的新鲜蔬果作为食材，避免微量元素和抗氧化成分的损失。

（3）烹饪时用植物油（含不饱和脂肪酸）代替动物油（含饱和脂肪酸）以及各种人造黄油，尤其提倡用橄榄油。

（4）脂肪占膳食总能量的最多35%，饱和脂肪酸只占不到8%。

（5）适量吃一些奶酪、酸奶类的乳制品，最好选用低脂或者脱脂的。

（6）每周吃两次鱼或者禽类食品（研究显示鱼类营养更好）。

（7）一周吃不多于7个鸡蛋，包括各种烹饪方式（也有建议不多于4个）。

（8）用新鲜水果代替甜品、甜食、蜂蜜、糕点类食品。

（9）每月最多吃几次红肉，总量不超过450克，而且尽量选用瘦肉。

（10）适量饮用红酒，最好进餐时饮用，避免空腹。男性每天不超过两杯，女性不超过一杯。

（11）除平衡的膳食结构之外，地中海式饮食还强调适量、平衡的原则，健康的生活方式，乐观的生活态度，每天坚持运动。

（四）地中海饮食饮食结构特点

1. 膳食富含水果、蔬菜、五谷杂粮

富含该类食物的均衡食谱可以促进健康，控制体重。这类食物主要提供维生素、矿物质、能量、抗氧化剂及纤维。地中海沿岸各个国家饮食结构不同，但有一种蔬菜是各国的菜谱里都不会缺少的，那就是番茄。番茄可以抑制胆固醇的氧化，减少患心脏病的风险。番茄素的一个显著特点是抗癌，尤其对胃癌、结肠癌、直肠癌、前列腺癌等的预防非常有效。

五谷杂粮则包括小麦、大麦、燕麦、大米、稞麦、玉米等。为了防止大量维生素、矿物质、纤维被破坏，加工烹饪的时候应尽量简化。用粗粮制成的面条和面包主要成分是碳水化合物。碳水化合物没有提供给人体更多的营养物质，但它被消化后转化成糖，为身体这架机器的正常运转注入了能量。在地中海人的典型食谱中，面条通常只是前菜和头盘，并不当作主食吃，三明治吃得也很少，实际上地中海饮食法中的面食并不可怕，人们按照传统的地中海食谱吃面食，既能保证身体得到足够的"燃料"，又不会发胖。

2. 橄榄油

橄榄油是地中海饮食的核心。当地居民普遍有生吃橄榄的习惯，并用橄榄油作为食用油来烹饪、烘烤食品和调拌沙拉、蔬菜。橄榄油味道有点辛辣，富含不饱和脂肪酸．是非常健康的油脂，有助于降低胆固醇水平。胆固醇很容易沉积在动脉血管中，造成动脉硬化和阻塞。而橄榄油的另一好处是能使血液变稀，有助于防止形成微小的血液凝块，从而防止心肌梗死等心脏疾病的发生。轻榨优质橄榄油尤其富含有利于健康的好脂肪、营养素和矿物质。

3. 坚果、豆类、种子

是健康脂肪、蛋白质和纤维的重要来源，它们丰富了地中海菜肴的美味与口感。豆类能缓慢、平稳地把糖分释放到血液中，只要每天摄取 25 克豆类蛋白，就可降低血液里的胆固醇和其他有害血脂如甘油三酯的含量，如果再配合低胆固醇和低饱和脂肪饮食，则可降低心脏病的发病率。豆类蛋白对癌症、肾病及糖尿病等的治疗也有帮助。

4. 香料

香料的运用可以改善食物色香味，同时减少烹饪中油盐的用量，使菜肴变得清淡健康。同时，香料本身富含广谱抗氧化剂。添加大量多样的香料是地中海美食的一大特色。常吃大蒜对减少高血压发病率的概率在 1/3 以上。大蒜最显著的好处是能降低胆固醇水平、降低血压和血液黏稠度。而高胆固醇、高血压和高血黏度正是心脏病的三大元凶。

5. 酸奶、奶酪

每日少量适量吃些酸奶或奶酪也是地中海膳食的一个特点。该类食品中的钙能促进骨骼健康。低脂脱脂乳制品也降低了该类食品中原有脂肪带来的副作用。

6. 鱼虾海鲜

鱼虾海鲜可以给食用者提供大量健康的蛋白质。金枪鱼、鲱鱼、沙丁鱼、三文鱼、鳊鱼富含对心脏有益的亚麻脂酸（Ω-3 脂肪酸）。地中海海域盛产沙丁鱼，沙丁鱼肉中含有丰富的 Ω-3 脂肪酸，有助于降低血液黏稠度和血压，保持正常的心律，提高有益的高密度脂蛋白的水平。科学研究发现，如果人体摄入较多的 Ω-3 脂肪酸，能够大大降低心脏病发病的风险和预防心跳停止导致的猝死，对关节炎、抑郁症等疾病的发生也有很好的控制作用。含有类似营养的贝壳类海鲜有蚌、蛤、虾等。烹调鱼虾时应少用面糊油炸。

7. 鸡蛋

鸡蛋是优质蛋白质的主要来源，尤其适合不吃肉的人。地中海地区居民烹调鸡蛋的主要方式是用于烘烤食品中。

8. 猪肉、牛肉、羊肉（统称为红肉）

地中海地区居民只吃少量红肉，并主要吃瘦肉。与红肉不同，家禽富含蛋白质而少含饱和脂肪酸，所以更健康。肉馅的肥瘦肉比例最好是1∶9。

9. 红酒

红酒对心脏有益是大家公认的。但饮酒要适量，男性每天不超过两杯，女性不超过一杯。而且饮酒时要保持愉快、豁达的心情。还要特别注意的是，某些药物和酒精产生化学反应，此时是否能饮酒要遵医嘱。

10. 水

每天适量饮水有益于保护身心健康、保持好的心情、保证精力充沛。对水的需求因人而异。每个人应该根据自身体重、运动量等情况决定饮水量。

（五）地中海饮食膳食指南

1. 适量原则

地中海饮食包含了多样的食品和饮料，如何能够做到均衡健康，适量和明智的选择尤为重要。生日聚会上的一小块蛋糕、野外聚餐时几片薄薄的烤肉、亲友团聚时一两杯红酒，既不薄情谊，享受了美味，又浅尝辄止，不仅享受了美食带来的愉悦感，也减少了身体对不健康食品的负荷，保护了健康，带给我们更多的幸福感受。

采用地中海饮食方式，也要注意下列要点：食用橄榄油时应避免使用油炸的方式。坚果类食物可保护心脏血管，但由于热量很高，应适量摄取。血液三酰甘油过高或肝功能异常的人应该避免饮酒。

2. 一起进餐

地中海人非常重视亲情友情。餐桌是他们黏合人际关系的重要舞台。和亲友共享美味佳肴，身心愉悦，好处多多。

3. 坚持锻炼

每天坚持锻炼对健康非常重要。根据个人不同情况可以选择运动量较大的长跑或有氧运动，也可以选择运动量适中的散步或家务劳动。爬楼梯代替坐电梯则既锻炼了身体又节能环保。

4. 控制体重

向医生咨询或者利用网络信息了解自己的体重在什么样的范围才算健康。如果体重超标，就要及时节制饮食饮酒，加强锻炼。但是控制体重时不要过于关注计算摄取和消耗的能量，而影响了对佳肴、美酒的享用，最终无法长期坚持。

5. 特殊情况

地中海式的饮食方式适用于大多数成年人。但是，儿童和孕妇的膳食有所不同，需要对某些营养额外补充。对于这些特殊情况，需要对食谱做调整，也可以咨询营养专家或者医生。

6. 健康优势

（1）可防心脏病。澳大利亚研究人员一项历时 10 年的研究表明，传统地中海式饮食（多吃蔬菜、水果和鱼，少吃其他动物制品）的确可以避免患心脏病。澳大利亚墨尔本莫纳什大学的林顿·哈里斯博士及其同事说，在澳大利亚，地中海出生的移民比澳大利亚本土出生的人心脏病死亡率低。这促使他们调查不同来源地人群的饮食类型与心脏病死亡率之间的关系。最常吃传统地中海式食品的人，比最少吃地中海式食品的人死于心血管病的危险低 30%。

（2）有助预防糖尿病。西班牙研究人员发现，地中海式饮食结构不仅有益心血管，还能有助于预防糖尿病。地中海地区的食谱主要包括鱼、谷物、蔬菜、水果、坚果和橄榄油，通常配有适量红酒。肉和奶制品在其中分量很少。

（3）可延年益寿。英美研究人员最新研究发现，地中海式饮食加坚持锻炼可延年益寿。

美国的最新医学研究显示，高纤维、低脂肪的地中海式饮食习惯将减缓老年痴呆症的病情恶化，可使痴呆病患者死亡风险减少 73%。

（4）逆转心血管疾病。地中海饮食是非常具有地域性特色的饮食结构，被认为是最适宜推广用于逆转心血管病的非药物手段。以意大利饮食为例，其重要的原料是番茄、洋葱、大蒜、深海鱼、橄榄油，海鱼、洋葱和大蒜对心血管有着重要的保护作用。和单纯降低脂肪摄入量的饮食相比，地中海饮食对心血管病的改善作用更加主动有效。

（5）保护大脑免受血管损伤。《神经病学文献》发表的一项研究报告称，地中海式饮食可能可以保护大脑免受血管损伤，降低发生中风和记忆力减退的风险。

地中海饮食不仅为我们提供了健康合理的饮食结构，它同时也包含了多姿多彩的饮食文化，这其中浓缩了地中海地区从餐桌到种植、收割、渔牧、储存、加工、烹饪直到进食的方方面面的技巧、知识和实践。同时，它也是当地人民习俗和节日庆典中离不开的重要内容。许多歌曲、谚语、神话、传说也都源自于此。

联合国教科文组织于 2010 年 11 月 17 日将地中海饮食列入了西班牙、希腊、意大利和摩洛哥联合拥有的非物质文化遗产，肯定了它不仅是这些国家重要的历史和文化产物，也是对世界文明的巨大贡献。

八、DASH 饮食

（一）Dash 饮食法概念

Dash 饮食法又称停止高血压饮食，是多位营养学家经过仔细研究制定出来的饮食方案。起初只是用于预防和控制高血压，现在也用来控制体重。该模式强调增加水果、蔬菜和低脂奶制品的摄入量，以维持足够的钾、镁、钙等离子的摄取，并尽量减少肉类、油脂（特别是饱和脂肪酸）和含糖饮料的摄入，属于低钠高钾的饮食结构，可以有效地降低血压；同时，低能量、高膳食纤维有利于体重的控制和心血管疾病的预防。

优缺点及适用人群：优点是营养均衡，能保证人体所需营养素的摄入，控制体重的同时也控制了血压和血脂，一举三得，可以长期使用。缺点是需要摄入大量新鲜的蔬菜和水果，烹调方式需以水煮、凉拌为主，口感受到影响，可行性相对不高；动物类食品和精制食品受到限制，喜食肉类以及甜食控、零食控们难以长期坚持。适用于各类需要控制体重者，尤其是合并高血压、高脂血症者。

（二）Dash 饮食法饮食原则

多吃全谷食物和蔬菜。这类食物富含纤维、钙、蛋白质和钾，有助于控制或降低高血压。适度吃瘦禽肉和鱼类将有益于心脏。爱吃甜食的话，就多吃水果，拒绝饭后甜点。限制食盐摄入量，最好以辣椒等调味料和柠檬取代额外食盐。

第二节　药物治疗

一、控制体重的药物分类

治疗肥胖症的药物很多，按其作用机制可分为抑制食欲、增加能量消耗、抑制肠道消化吸收以及植物类和其他一些正在研究中的如肥胖基因产品等。

（一）食欲抑制药

食欲由下丘脑腹内侧的饱中枢与下丘脑外侧区的摄食中枢调节。神经药理学研究证明，上述中枢神经系统（CNS）通路中的儿茶酚胺类如去甲肾上腺素（NE）、多巴胺（DA）等及5-羟色胺（5-HT）等递质变化可以引起摄食行为的改变。因此影响这些递质在下丘脑的合成、释放与再摄取的药物可以调节食欲、改变摄食行为，从而影响体重。现有的主要食欲抑制药根据其抑制作用可分为拟儿茶酚胺（CA）的食欲抑制药、拟5-HT的食欲抑制药、同时影响CA和5-HT的食欲抑制药以及其他影响食欲的药。

（二）增加能量消耗的药物

中枢神经药主要通过刺激脂肪氧化、增加能量消耗来减轻体重，如麻黄碱（ephedrine）、茶碱、咖啡因等。

选择性的β3-肾上腺素受体激动剂，能增加白色脂肪组织的脂解作用和棕色脂肪组织的热生成作用，从而降低脂肪的储积。

激素类通过影响能量代谢、消耗脂肪、增加蛋白质合成，如甲状腺激素、同化激素类药物、生长激素等。

（三）抑制肠道消化吸收的药物

脂肪酶抑制剂：肠道脂肪酶抑制剂orlistat，可以抑制脂肪酶，阻止脂肪分子分解成较小的可吸收的TG，从而减少脂肪的吸收。

α-葡萄糖苷酶抑制剂：阿卡波糖在小肠中可竞争性地抑制葡萄糖苷酶，降低多糖及双糖分解生成葡萄糖，从而降低碳水化合物的吸收，具有降低餐后血糖及血浆胰岛素水平的作用。

其他影响肠道吸收的药物：如苏—氯柠檬酸及其衍生物可抑制胃排空，

从而影响消化吸收，并通过增加饱胀感而减少食物摄入。食用纤维中含有多糖、木质素、半纤维素、树脂和藻酸盐，可延长胃排空时间，减少营养成分的吸收，并可影响胃肠道激素的释放，增加排便等。

（四）其他治疗肥胖的药物

胰岛素增敏剂：胰岛素增敏剂可能对具有胰岛素抵抗的肥胖患者产生一定减肥作用，此种现象普遍存在于糖尿病、肥胖症、高血压及冠心病等多种与代谢相关的疾病中。

肥胖基因产品：目前在小鼠体内发现了 ob（obese）及 db 基因，大鼠 fa（fatty）及 cp 基因等。其中 ob 基因可使脂肪细胞产生 ob 蛋白质，该蛋白质被命名为消脂素（leptin），消脂素可通过脂肪平衡系统（lipostat）将脂肪组织增减的信息传向中枢神经，对机体体重进行双向调节。目前也在人体脂肪细胞中检出了消脂素的 mRNA。由于人体的肥胖基因与小鼠的肥胖基因有很大的区别，对小鼠有效的 ob 含 167 个氨基酸的多肽，不易透过血脑屏障，故消脂素治疗时不易发挥中枢作用。研究表明消脂素主要是通过中枢作用降低食欲，并刺激交感神经，增加棕色脂肪的产热，促进肾脏水钠的排泄。也有不少针对消脂素受体进行的研究，寻找到有效消脂素受体激动剂，将有望研究出治疗肥胖的新型药物。

植物减肥药：传统具有减肥作用的中药药物有麻黄、山楂、大黄等，茶叶、可可等也具有减肥作用。植物减肥药的作用机制各不相同，如麻黄、茶叶等可通过兴奋中枢、增加饱感或增加能量消耗等达到减肥目的。山楂可降低血脂、减少脂肪吸收。大黄的作用较为复杂，可导致腹泻，对血脂代谢有良好的影响。目前国内应用的一些减肥茶以多种中药成分合成，具有一定的减肥作用，不良反应较少。

二、体重控制的一般药物

（一）芬特明—托吡酯复方片剂

芬特明是一种拟交感神经药物，作用于神经中枢，增加中枢内去甲肾上腺素的浓度，起到"神经兴奋"的作用，燃烧更多的热量，并使人觉得更有精力；同时，它还可以抑制食欲，改变味觉，尤其是对可乐的味觉。托吡酯是一个用于治疗偏头痛和癫痫的药，人们发现它有一个非常好的副作用——

抑制食欲，让人体重下降，于是它就被开发成了减肥药，尤其对于抑制夜间进食有效。托吡酯尚未批准单独作为减肥药来使用。两种成分协同工作，比单独使用效果更强，因此复方片剂里，各个成分也可以比单独使用时的剂量减少，从而减少副作用的发生。可能发生的副作用有：口干、便秘、焦虑、血压升高、心慌（交感神经兴奋的影响）、头晕、尿液变混浊（肾结石）等，一般都很轻。禁忌症：心脏病史，未控制的高血压，甲亢，青光眼病史，使用单胺氧化酶抑制剂（MAOI，一种抗抑郁药）的病人；有肾结石病史的慎用。

（二）氯卡色林

该药为选择性的血清素受体 5HT-2C 激动剂，于 2012 年被 FDA 批准为长期减肥用药。它作用于下丘脑的进食中枢，抑制食欲，产生饱腹感而达到减肥的目的。一年的临床实验证实，它可以帮助减轻 8% 的体重。它还可以帮助糖尿病人改善糖化血红蛋白 HbA1C 指标。它的副作用非常少（仅有极少数病人有恶心、头痛等），是所有 FDA 批准的减肥药物中，最少因副作用导致病人退出临床实验的药物。

（三）纳曲酮/安非他酮复方制剂

这个复方制剂也是两种药的协同新用。在人的下丘脑区域，有一个"愉快中枢"或"奖赏中枢"，当我们感受到来自身体、精神或情绪上的压力，想要放松时，就会通过不同的方式，例如吸烟、喝酒、食物，来刺激这一区域，产生欣快感，从而达到放松和缓解压力的目的。而抑郁症的人，也可能与这一区域的调节失衡有关。安非他酮作用于这一区域，通过抑制神经突触间隙多巴胺和去甲肾上腺素的再摄取，激活相关神经元，长久以来被用于治疗抑郁和辅助戒烟。近年来的研究发现，它还可以抑制食欲，尤其是对甜食的渴求。纳曲酮又称"毒品克星"，它是阿片类受体拮抗剂，也作用于下丘脑的"愉快中枢"，多年来用于治疗酒精和毒品依赖；它还可以阻断相关神经元的自我抑制，增强安非他酮的作用效果。

（四）利拉鲁肽

利拉鲁肽是胰高血糖素样肽-1（GLP-1）受体激动剂，可以促使胰腺细胞分泌胰岛素，降低血糖，于 2010 年被 FDA 批准用于治疗糖尿病（剂量 0.6~1.8 毫克/日，皮下注射，商品名 Victoza/诺和力）。副作用不多，主要有恶心（逐渐增加剂量可以减轻）、胰腺炎、排便习惯改变等，发生低血糖的概率很低。有动物实验显示该药有增加甲状腺 C 细胞癌的风险，因此有甲状腺肿瘤病史或家族史的禁用。

（五）奥利司他

早期被批准的减肥药，脂肪酶抑制剂，特异性地抑制胃肠道中负责消化脂肪的酶，阻止脂肪的吸收，从而减少热量摄入，达到控制体重的目的。该药由于减肥效果不显著，又有令人尴尬的副作用，不宜长期使用，因此，仅适用于短期快速减肥。

三、减肥药的副作用

减肥药广告铺天盖地，遍布媒体，疗效显著、无副作用、不反弹的减肥药显然不存在。现有的减肥药或是抑制食欲，或是加快脂肪分解．加快代谢，副作用较多。我们减肥的目的是为了追求健康，如果健康得不到保障，还谈什么减肥。

（一）抑制食欲药物

市场上最为多见的是抑制食欲药物，这类药物市场上的品牌主要有诺美亭、可秀、奥曲等，其化学成分均为西布曲明。减肥药西布曲明常见不良反应为：服用减肥药后每天都觉得口干得很，喝水很多，甚至出现嘴唇干裂，西布曲明除了导致口干、视力模糊、头晕、出汗、睡眠障碍和偏头痛外，还可引起心血管系统异常，如心悸、心动过速、心律失常、高血压等不良反应。这是因为该药物抑制神经传导物质的再吸收进而达到抑制食欲的效果，近年发现该药还可能使人的记忆力受损。长期滥服西布曲明可能导致血压上升、脉搏明显加快以及心电图异常等。西布曲明如果与西柚汁同时服用，可能引起强烈的不良反应。西布曲明可能增加患严重心血管病的风险，减肥治疗的风险大于收益，决定停止西布曲明制剂和原料药在我国的生产、销售和使用。

（二）增加能量消耗的药物

中枢兴奋药：安非拉酮属精神药品，久用易成瘾。初期感觉精神很好，长此以往，将引起精神失常症状。随着服药时间的延长，还会出现情绪不稳定、妄想、产生幻觉、睡眠障碍等症状。麻黄碱促进产热的作用因受腺苷—

前列腺素及 cAM P 磷酸二酯酶系统的负反馈调节作用的影响而有所减弱，而影响这些系统的甲基黄嘌呤类（methylxanthines）及阿司匹林等都可增强麻黄碱的作用。甲状腺素能使肌肉中的氮大量丢失，不宜使用。

（三）抑制肠道消化吸收的药物

脂肪酸合成酶抑制剂：奥利司他的主要不良反应为胃肠道反应，常见有便急、脂肪便、大便失禁、便秘、腹泻、胃肠炎、胀气、口干、失眠、恶心、精神不安、肢体痉挛、思维异常、月经紊乱等反应。反应一般为轻度或中度，多在用药初期表现明显，随着用药时间延长，机体会逐渐耐受。该药还可引起肝功能的异常。此外，奥利司他还会影响人体对脂溶性维生素的吸收，服用时应注意补充维生素 A、维生素 D、维生素 K 和 β-胡萝卜素。

（四）其他治疗肥胖的药物

植物减肥药：含植物（中药）提取物的减肥药或减肥茶，此类保健品在我国市场上受到众多肥胖者的欢迎，但是这类保健食品大多含有泻泄成分，如大黄苷、番泻叶苷、车前子等，通过轻泻作用将水分排出体外而达到减肥，而且用药不当可能引起脱水，电解质不平衡。

一些美容中心鼓吹推脂、捏脂、脂肪运动器材、外用减肥霜等的疗效，但缺乏临床实验及医学根据。因为脂肪并不能在推或捏以及震荡中消失，反而可能导致身体毛细血管出血。外用减肥霜如果使用不当会引起皮炎及过敏反应。

四、减肥药发展的现状及前景

（一）减肥药的现状及问题

随着我国经济的发展．人民生活水平提高，肥胖者将会逐渐增多．对减肥药的选用也会越来越多。在减肥药使用过程中也出现了一些问题。

病例 1：患儿：女，14 岁，因自服安非拉酮片近 3 小时，四肢抽动 15 分钟急诊入院。该患儿因为自身肥胖，被同学嘲笑，负气自服安非拉酮片 625 毫克（25 片），渐出现头痛、头晕、心悸、恶心、呕吐 2 次，告知家长后急诊赶往医院，途中神情恍惚，入院前 15 分钟出现意识模糊、躁动、四肢不自主抖动。住院近 40 小时有进食要求，住院 5 天，精神状态恢复正常，心电图及诸项化验正常，治愈出院。

病例 2：患者女性，31 岁，因无故言多语杂、行为紊乱 3 周入院，于入院前 1 年多开始服用减肥药（主要成分左旋肉碱）1 粒/天，减肥效果较好，几周前又增加了咖啡因减肥药（主要成分也是左旋肉碱），随后逐渐出现自言自语，说有人跟踪自己、监视自己，周围的同事都用异常的眼光看自己，说自己的亲人都被控制，夜间外出，毁坏单位及父母家门窗，打骂亲人，哭闹争吵。病程中无高热抽搐发作史，既往体健（运动员），性格开朗、外向，家族中两系三代无精神病史。被测验者可能有思维障碍，存在系统妄想，因而常会被诊断为偏执性精神分裂症。被测验者常主诉自己紧张、担心、抑郁等。被测验者的行为经常难以预料，可能存在偏见，反复思考过于抽象的理论争端、宗教和性问题。情感淡漠可能渗透在所有的行为之中，表现为行为的退缩。诊断：药物导致精神障碍，15 天后精神症状完全消失，治疗痊愈出院。出院后停服抗精神病药和减肥药，2 个月后随访精神症状未再复发。

（二）减肥药的发展前景

最新的研究结果显示，肥胖症往往与调节体重的生物介质机能障碍密切相关，这些介质包括饱食因子（如肠促胰酶肽、促胃酸激素、韩蛙皮素、胰高血糖素样肽-1）以及神经元 5-羟色胺、去甲肾上腺素、多巴胺和下丘脑神经肽（如神经肽 Y）。综上所述，现今应用于临床的减肥药主要是通过减少营养的吸收、增加能量的消耗及减少能量的摄入等方面来发挥药理作用。生活水平的提高导致肥胖率还在逐渐上升，由于体重减轻可使肥胖症患者的生活质量大大提高，因此，研发出一种作用力强、副作用小的减肥药有着广阔的市场前景。但是，目前仍然没有找到一种真正有效的、能长期使用的减肥药物。现今国际上制定了统一的减肥原则，即不抑制食欲、不引起腹泻、减轻体重而不降低体力。目前已被广泛应用的只有抑制食欲药物西布曲明和抑制肠道消化吸收药物奥利司他。然而我们相信，随着人们对肥胖症的发生机制了解的逐渐深入，开发新的、效果肯定的、副作用小的减肥药物将成为可能。

五、减肥药的合理应用

（一）理性选择药物疗法减肥

减肥是一个循序渐进的过程，减肥应从增加运动、合理的膳食、能量平衡等方面来考虑。限制热量的摄入和强化运动消耗是治疗肥胖的主要手段；采用正确的饮食行为和饮食控制，是减肥的基础。一般超重的患者，只要注意锻炼及适当地控制饮食即可，没有必要吃减肥药。只有当由于种种原因减肥基础治疗收效不佳或难以为继时才可服用减肥药物，仅作为辅助治疗。

肥胖者首先应当在医生的指导下接受诊治，查明肥胖的原因是什么，有没有肥胖带来的并发症（高血糖、血脂紊乱、高血压、高尿酸等），如果有这些并发症情况，在减肥的同时还要做相应的治疗，否则滥用减肥药物不仅达不到治疗目的，还可能因用药不当导致严重的后果。

（二）不宜长期服用

一切食欲抑制剂均有药物依赖性，长期应用减肥药，可能导致身体的依赖性。如仅应用药物而未采用综合治疗（饮食、运动或行为治疗）者，可产生精神依赖。

服用减肥药时，应注意减肥效果和不良反应的平衡，选择药物治疗时应权衡利弊，避免长期用药。药物减肥的机理各不相同，长期服用某种减肥药物会产生严重的副作用，有的甚至可能导致成瘾，因此减肥药不要长期服用。

长期应用或短期大剂量应用食欲抑制药（芬氟拉明、右芬氟拉明）突然停用，可出现短暂的疲乏、困倦、嗜睡等不良反应，故在停药前应逐渐减量。减肥药在连续应用12～24周后，已达到减肥的目的，则应断药以保持疗效；如在应用4～6周后未达到明显效果的应及时停药。

（三）针对患者情况用药

要在专业医生的指导下选择药物。医生会根据患者情况（如心血管功能、有无消化系统疾病、精神状况等）决定是否用药或选用何种正规减肥药，帮助其规避药物不良反应的伤害。

青少年减肥需经严格筛选才能用药，且需严格地监护，以免造成营养缺乏影响正常的生长发育。妊娠和哺乳妇女禁用可抑制食欲的减肥药，以防影响胎儿发育和幼儿成长。患有心脏病、高血压或者有脂肪肝的肥胖者选择减肥药时要慎重。

中枢兴奋类减肥药禁用于有心血管疾病、甲亢、青光眼、高兴奋刺激状态者，孕妇、哺乳期妇女避免应用，轻度高血压、肾功能损伤、情绪不稳定和癫痫患者慎用。总之，中枢兴奋药不推荐用于肥胖症的治疗，即使需要，也应短期治疗。注意减肥药物对心脏的毒性，对妊娠期妇女禁用所有减肥药，对特定人员要区别对待。

(四) 注意用药监测

如需用药则应在医生指导下进行，并且用药期间应注意监测心、肝、肾功能，用药后出现问题应及时停药。

因多数食欲抑制药能引起血压升高，可影响降压药效果，因此在用减肥药的最初 4～6 周内应每周监测血压。在 2 周内用过优降宁、司立吉兰、灰黄霉素、异烟肼等的患者，禁止合用食欲抑制药，以防发生高血压危险。奥利司他和西布曲明均是处方药，须凭医生处方购买，按医嘱服药。为减少或避免不良反应，一般应先从小剂量开始服药，逐渐加量，直至最合适剂量，以达到既有效减轻体重，又将不良反应降至最小的目的。此外，还要关注药物相互作用，服药前和服药中应监测体重，如果能同时监测血糖和血脂等指标则更好。根据监测结果，帮助调整药物剂量。何时加量或停药，应在医生指导下进行。

总之，肥胖症的治疗药物琳琅满目，各有不同作用特点，药物减肥可作为肥胖症治疗的辅助手段，只有在严重肥胖时再给予药物治疗。从理论上讲一切减肥药物都具有不良反应，长期应用会造成人体的依赖性，而不能改变造成肥胖的行为及环境因素，因此在应用药物治疗时谨慎选择，对症治疗。

第三节　手术治疗

鉴于肥胖对身体造成诸多的不良影响，肥胖的外科治疗就有其必要性。肥胖症的手术治疗就是使病态和超病态肥胖的病人通过手术在短期内减轻体重。对于病态肥胖病人而言，少数病人可以通过严格的饮食控制，合理的体育锻炼获得理想的减肥，但多数不能成功，且成功者效果很难长期维持。文献报道，病态肥胖病人的复发率高达 95%。

总的手术方式分为两类。①减少吸收式：通过重新安排小肠通路，缩短小肠功能段和减少小肠黏膜对营养物质的吸收；②限容式：使胃容量缩小和胃出口改道从而限制食物的摄入。

一、手术方式

（一）空回肠分流术

该手术将距 Treitz 韧带 36 厘米的近段空肠与距回盲瓣 10 厘米的末段回肠进行端侧吻合，使大部分小肠旷置，从而影响营养物质的吸收而达到减肥的目的。由于该手术未进行胃的容量的限制，因此术后无须对饮食进行大的调整。术后 60％的病人体重减轻至理想体重上下 10 千克。术后病人可以随心所欲地进食，但是多数食物未经消化吸收就从粪便排除。实际上病人都自觉地限制饮食，因为持续过量地摄入会导致大量肛门臭味排出和大量水便。到 20 世纪 60—70 年代，该方法比较盛行，并认为该手术是成功的。在美国至少有 2 万人做了这样的手术。然而，该手术方法的副作用也逐渐明显起来，至少有 1/3 的病人术后过程是灾难性的，部分病人需要定期住院。最严重的并发症是肝功能紊乱和肝功能衰竭，7％的病人出现肝组织学改变或肝硬化；部分病人出现肾结石、旁路性肠炎、关节炎、蛋白质营养不良、低钙血症、代谢性骨病、维生素 D 缺乏症等，许多病人不得不做短路肠袢还原术；部分病人死于肝功能衰竭。因此，该手术方式于 20 世纪 80 年代已经不再作为减肥手术在临床开展。

（二）胆胰分流术

被认为是目前效果最好的减肥手术。81％的手术者可减去超重部分 50％以上的效果，平均疗效为 74％～77％。该手术是将胆汁和胰液通过改道手术直接分泌到远端回肠，即先切除 80％的远端胃组织进行胃限容手术，然后在距离回盲瓣 250 厘米处切断回肠，远端回肠与残胃进行端侧吻合，近端与距离回盲瓣 50 厘米处的远端回肠进行端侧吻合。该手术的减肥机理包括两方面：①肥胖病人在术后可以较早获得"饱足感"。因为胃容量被缩小，吻合术后的肠袢可以迅速被填充，同时血管活性物质的释放及回肠特殊受体的阻断避免了倾倒综合征的出现；②当胆盐和胰酶混合延迟或不完全时，碳水化合物和脂肪的吸收就会出现受阻现象。由于该手术使得胆胰液流出道较长，消化液与食糜的相混合的共同通路比较短，因此导致显著的消化吸收障碍，使体重明显减轻。该手术尤其适合超级病态肥胖病人。但是该手术也存在诸多的不足之处，可以引起许多代谢性紊乱，如蛋白质营养不良、代谢性骨病、脂溶性维生素缺乏和肝功能衰竭等，因此，该手术在临床上不宜作为首先的减肥手术。

（三）纵向胃成形术

该手术在胃小弯与胃底体之间用吻合器形成一个纵行胃袋，下端出口用人工材料加以限制。结果胃的容量减少了，病人进少量食物便有饱胀感，从而抑制食欲减少摄入，达到减肥的目的。术后应该鼓励病人早期下地活动，术后第一个 6 周病人进流质，逐渐增加汤类食物；第二个 6 周给予富含电解质和维生素的流体精致饮食；12 周以后可进高蛋白的清淡饮食，每日进食 5 次，每次 50g 左右。一般头 12 个月体重减轻比较明显。尽管病人在术后由于胃容量缩小和食物流出道狭窄能有效地限止大块食物的摄入，但有一部分病人由于饥饿而摄入高热量的流质食物，使术后 1～2 个月内迅速减轻的体重难以长期维持。26％的病人可以在术后 1 年内减去多余体重的一半。17％的病人因体重减轻不理想、胃食管反流或频繁呕吐而改做其他手术。最常见的术后并发症为呕吐，多是由于摄入过量所致。少数病人可出现溃疡性食管炎和远期营养不良。因此，该手术方式也不是一种持久而有效的减肥手术。

（四）横向胃成形术

该手术有几种做法。早期是在胃上部将胃用闭合器横向闭合后，于闭合线中部拆开 3～4 个钉子就形成了胃袋的开口，使胃上部形成一个体积 50～60 毫升的胃袋，与下部胃相通的开口直径约 10 毫米；后来经过改进，用一条硅酮修复带在胃的近端将胃分隔成近端胃小袋和远端大的残胃胃囊。该手术简单，安全，同时避免了吻合钉脱落的危险。该手术可在腹腔镜下进行。其减肥效果与纵向胃成形术相似。部分病人在术后出现远期营养不良，贫血等，通过补充蛋白质和维生素可以治愈。由于胃壁的伸缩性大，上段胃袋由于进食后可出现扩张、导致体重减轻不理想。

（五）腹腔镜减肥手术

近年来，腹腔镜外科的发展比较快，许多手术操作开始逐渐被腹腔镜手术所替代。腹腔镜减肥手术，是在贲门下 6～7 厘米、近胃小弯 2 厘米处以 21 号管状吻合器进行胃前后壁开窗；由开窗处沿胃小弯侧向贲门左侧以 60 毫米 EndoGIA 隔离上段胃小弯。胃开窗处以补片形成胃小囊出口束带。该手术虽然操作简单，对病人创伤小，然而减肥效果尤其是远期效果并不十分理想。术后需要对病人进行饮食指导。注意减少饮食量，禁止进食高热量食物并养成细嚼慢咽的习惯。虽然腹腔镜手术可以减轻病人术后的伤口疼痛，缩短手术后的恢复时间以及住院时间，但是有 1/4 的病人因为手术不成功而改做开腹的 Roux - en - Y 胃短路术。

二、术前评估

手术减肥是在很多人在运动减肥与饮食减肥这 2 种方式完全没有办法遏制身上赘肉的情况下选择的，不过也有一部分人也是觉得手术减肥是比较方便的。

我们首先要知道手术减肥指利用医学外科手段，改善肥胖症患者的全身症状。传统的手术减肥的常用方式是通过缩胃、束胃带、胃内水球这种不利于身体健康的手术方式来达到遏制食欲，减少营养吸收的形式来达到减肥效果，是不进行推荐的。

现在推荐的手术减肥方式是吸脂减肥，首先吸脂减肥是利用器械通过皮肤小切口伸入皮下脂肪层将脂肪碎块吸出以达到减肥的目的，适用于体态整形。正确的吸脂减肥能改善人的形体（尤其是女性效果好），而且能改善健康，提高人的生命质量。

三、常用的几种吸脂手术

（一）韩式分层吸脂紧肤术

韩式分层吸脂紧肤术根据人体比例黄金分割美学原理，将讲究精密、精准、安全的 Neuro - Hydro - Jet 组织剥离技术改良后，灵活应用于吸脂手术之中。在德国高科技数字监控器的全程监控下，结合超声波与共振波等溶脂技术，精准定位，精确抽吸，规避了传统吸脂术的蛮力推抽，大幅度降低了传统技术对于人体正常细胞组织的伤害，减少了求美者的痛苦，舒缓了手术部位术后淤青的状况，大大缩短了术后恢复期。独特的监控系统更精确定位手术部位，分析脂肪分部的情况，为求美者雕塑出令他们满意的完美曲线。独创的同步纤体紧肤技术，能在吸脂塑身的同时，进行紧致肌肤的附加美容服务，使纤体与美肤同时完成，美丽加倍。

（二）水动力吸脂减肥

水动力吸脂减肥系统是基于精确水动力原理的螺旋式水刀，通过加压水流精确作用于目标组织，有选择性地分离脂肪细胞。运用水动力吸脂（WAL）技术，不会对血管和神经造成损伤，具有治疗快速、效果明显、风险大幅度降低的明显优势。在工作模式上，采取水动力分解脂肪和回收同步进行方式，使减肥塑身更快捷。

（三）360°环形吸脂减肥

360°环形吸脂减肥术，根据个体特征和需要，依照人体美学黄金分割比例确定吸脂部位、吸脂量以及术后视觉美感。在需要雕塑的部位进行逐层溶脂。通过微创切口逐层把身体各部位深层、中层的脂肪逐层抽吸出来，留下浅层的脂肪帮助皮肤恢复弹性，同时也可避免凹凸不平。360度环形吸脂减肥适用范围广，适合于腰部、腹部、臀部、大腿内外侧、小腿、面部、颈项、手臂等因脂肪堆积而造成的肥胖、外型不美观者，从而达到理想效果。环形吸脂减肥后脂肪细胞的个数不会再增加，因此基本无反弹现象。

（四）共振吸脂减肥

共振吸脂减肥是通过在深层脂肪层注入膨胀液，使脂肪细胞水肿膨胀，再通过负压吸引的方式把脂肪细胞排出体外。共振吸脂更适合在吸脂的同时做自体脂肪移植，采用新的麻醉技术和高科技手段辅助，在皮下脂肪内产生机械波，同脂肪组织发生共振，在溶解脂肪的同时，把溶解的脂肪细胞吸出体外，大大缩短了手术时间，明显增强了吸脂量，效果优于传统的吸脂手术。

（五）双弧柔性吸脂

双弧柔性吸脂采用细小吸脂导管，隐蔽入路，分层吸出皮下多余脂肪，吸脂量更大，平整度更高。精准定位于难以通过传统方式实现减肥的脂肪层较薄部位，如腹部、腰部、腿部、臀部、手臂、脸部或颈部等，让你得偿所愿。

（六）Cova溶脂纤体

Cova溶脂纤体对个人脂肪量和安全度以及术后效果进行检查理疗预测，将微细无痕溶脂针作用于脂肪囤积部位，在DSP红外操控技术实时监控下，有效地避免了神经、血管和筋膜的损伤，使多余脂肪颗粒均匀液化自主排出，非特异性加热真皮层和真皮下层可以使得皮肤的外观更平滑、更紧致，将传统吸脂术的副作用降低为零。Cova 溶脂纤体突破了传统吸脂手术无法达到的区域：脸部、前臂、上腹部、膝部、不规整区和松弛部位。Cova 溶脂纤体，着重的不只是减肥，更注重塑造个人的线条美，让身体的每一个部位都匀称得体。

总的来说吸脂手术都属于整形美容外科体形雕塑手术，原理都是通过负压吸引的方法把身体某一部位多余的脂肪给吸出来，以达到局部迅速瘦体的目的。在这里只是把每一种手术的方法及原理大致地介绍一下，如果想要通过手术减肥，在这里还是建议先去医院做一下咨询，选择最适合自己的手术减肥方式。

四、术后可能的风险

（一）术后注意事项

进行减重与糖尿病手术的患者需要终生随访：在术后的第一年里，至少要进行 4 次门诊随访，以及电话或其他方式的随访。随访的主要内容包括病人的血糖、糖化血红蛋白、胰岛素、C 肽，以及病人的体重、营养状况、精神状况等。

医生可以掌握患者的糖尿病控制情况，判断患者是否需要饮食或药物的辅助治疗，监测是否有糖尿病相关的并发症的出现，手术后是否有改善。同时，医生还能监测患者是否出现手术并发症，有无营养物质、维生素或矿物质的缺乏，以便做出治疗上的调整。

（二）手术适用人群

Ⅱ型糖尿病程≤15 年，且胰岛仍存有一定的胰岛素分泌功能，空腹血清 C 肽水平≥正常值下限的 2/1；BMI≥27.5 千克/米^2；男性腰围≥90 厘米、女性腰围≥85 厘米时，可酌情提高手术推荐等级；建议年龄 16～65 岁；BMI 在 25.0～27.4 千克/米^2 之间的患者需谨慎考虑手术。

以上标准，医生还需考虑患者代谢综合征组分或存在并发症的情况，请详细咨询医生。

（三）手术不适用人群

明确诊断为非肥胖型Ⅰ型糖尿病的患者；胰岛 β 细胞功能已基本丧失，血清 C 肽水平低下或糖负荷下 C 肽释放曲线低平的 T2DM 患者；BMI＜25

千克/米^2 的患者；妊娠糖尿病及某些特殊类型糖尿病；滥用药物或酒精成瘾或患有难以控制的精神疾病的患者；智力障碍或者智力不成熟，行为不能自控的患者；对手术期望值不符合实际的患者；不愿承担手术潜在并发症风险的患者；不能配合术后饮食及生活习惯的改变，依从性差的患者；全身状况差，难以忍受全身麻醉或者手术的患者。

（四）手术风险性

现代外科技术已经能够将并发症降到最低。大众对减重与糖尿病手术的风险存在一定的误解，手术的风险并没有想象中的那么高。其实，减重与糖尿病手术的死亡率被证实低于其他常见的手术，如胆囊切除术等。

五、术后营养

饮食指导：术后需要形成新的饮食习惯来促进并维持糖代谢的改善，同时又能补充必需的营养，避免产生不适。注意以下事项：低糖、低脂饮食；避免过度进食；缓慢进食，每餐大约 20～30 分钟；首先进食富含蛋白质的食物，建议为 60～80 克/日，避免高热量的食物；根据手术方式不同，有些需每日补充必需的维生素，根据指导补充矿物质和微量元素；保证每日足量液体的摄入，建议不少于 2 000 毫升，避免碳酸饮料；细嚼慢咽，避免过于坚硬或大块的食物。

第六章　不同人群体控方案

第一节　儿童、青少年的体重控制与管理

一、儿童、青少年的生长发育

生长发育是反映儿童少年个体和群体健康状况的重要内容。要认识生长发育的一般规律，探究影响生长发育的因素，更好地采取干预措施，制定相关体重控制健康标准，实施体重控制监督，从而提出相应的体重控制要求。

生长：指细胞繁殖、增大和细胞间质增加，表现为组织、器官、身体各部分，乃至全身的大小、长短、重量增加和身体成分的变化。

发育：是指细胞、组织的分化及功能的不断完善，心理、智力发展和运动技能的获得。

生长发育过程：受精卵—胎儿—儿童—青春期—成年期，其受两因素的影响：遗传和外界环境。遗传因素决定生长发育的可能性，环境因素决定生长发育的现实性。

（一）儿童、青少年生长发育的一般规律

1. 生长发育的阶段性和连续性

生长发育具有特殊性，有早有晚，速度有快有慢，个体差异很大，但多数遵循一般普遍规律。根据各阶段生长发育的特点可将儿童少年的生长发育过程划分为六个年龄期：①婴儿期：0～1岁。②幼儿前期：1～3岁。③幼儿期：3～6岁，亦称学前期。④童年期：6～12岁，亦称学龄期。⑤青春期：约10～20岁，女孩比男孩早1～2年。⑥青年期：约18～25岁。胎儿和婴幼儿期发育遵循"头尾发展规律"：是指胎儿期头颅生长最快，婴儿期躯干生长最快；2～6岁下肢增长最快；从出生到成熟头部增长1倍，躯干增长2倍，上肢增长3倍，下肢增长4倍。儿童期、青春期发育遵循"向心律"即身体各部的发育顺序：下肢先于上肢，四肢早于躯干，呈现自下而

上，自肢体远端向中心躯干的规律性变化。

2. 生长发育速度的不均衡性

生长发育速度时快时慢，曲线成波浪式，从胎儿到成人，先后出现两次生长突增高峰。第一次从胎儿 4 个月至出生后 1 年；第二次发生在青春发育早期，女孩比男孩早 2 年左右。身长在胎儿 4～6 月增长 27.5 厘米，占正常新生儿身长的一半左右，是一生中生长最快的阶段，胎儿 7～9 月增长约 2.3 千克，占正常新生儿体重的三分之二以上，也是一生中增长最快的阶段。女生约在 17～18 岁，男生约在 19～20 岁左右停止生长。

3. 各系统生长模式的时间顺序性与统一协调性

生长发育过程中各组织、器官的生长模式在时间进程上是不同的，Scammon 将其大至归为以下四类：

（1）一般型。包括全身的肌肉、骨骼、主要脏器和血流量等，生长模式和身高、体重基本相同，除了两次突增高峰期，其余时间稳步增长。

（2）神经系统型。其快速增长阶段主要出现在胎儿期至六岁前。神经系统优先发育，出生时脑重达成人脑重的 25％，到六岁时达成人脑重的 90％，因此，头围测量在评价学龄前儿童神经系统方面有特殊重要的意义。

（3）淋巴系统型。胸腺、淋巴结、间质性淋巴组织等在出生后的前十年生长非常迅速，12 岁左右达成人的 200％。其后，随着其他系统功能逐渐成熟完善，淋巴系统逐渐萎缩，老年更加衰退。

（4）生殖系统型。出生后第一个十年生殖系统外形基本无发展，青春期生长突增开始后生长迅猛，并通过分泌性激素，促进机体的全面发育成熟。

综上所述，各系统的发育既不平衡，又相互协调、相互影响和适应，任何系统的发育都不是孤立的，而是多个因素共同作用的结果。

4. 生长轨迹现象和生长关键期

在外环境无特殊变化的条件下，个体儿童的发育比较稳定，呈现一种轨迹现象，该轨迹在群体范围中保持有限的上下波动幅度。

"赶上生长"：如果出现疾病、内分泌障碍、营养不良等不利现象，会造成明显的生长发育迟滞。一旦这些阻碍因素被克服，儿童会立刻表现出向原有生长轨道靠近和发展的强烈倾向。这种在阻碍生长的因素被克服后表现出的加速生长并恢复到正常轨迹的现象，称为赶上生长。并非所有的疾病恢复过程都会伴随赶上生长，患儿能否赶上生长，取决于致病的原因、病变的部位，疾病的持续时间和严重程度。如果病变涉及中枢神经系统和重要的内分泌腺，或病变较严重，或体液的内环境和代谢平衡过程长期得不到恢复，就不能出现赶上生长。

"关键生长期"：是指机体器官组织的生长发育或某种知识、行为经验的获得或形成，在某一特定时期或阶段中最敏感，此时的正常发育受到干扰，常成为永久性缺陷或功能障碍，这一时期称为关键生长期。许多重要的器官和组织都有"关键生长期"。如脑细胞、骨细胞等的发育关键期若出现蛋白质营养不良等现象，应立即干预各种阻碍因素，避免造成永久性的缺陷和功能障碍。

（二）青春期的发育

1. 青春期的定义及发育特点

（1）青春期定义。WHO根据青少年生理，心理和社会性的发育特点，把青春期定义为这样一个时期：它是个体从出现第二性征至性成熟的生理发展过程；是个体从儿童认知方式发展到成人认知方式的心理过程；是个体从社会经济的依耐性到相对独立状态的过渡。一般以10～20岁作为青春期的年龄范围。女性为10～18岁，男性为12～20岁。

（2）青春期的发育特点：①体格生长加速，身高出现第二次生长突增；②各内脏组织器官体积增大、重量增加、功能日臻成熟；③内分泌功能活跃，与生长发育有关的激素分泌明显增加；④生殖系统功能发育增快并迅速成熟，晚期已具有繁殖后代的能力；⑤外生殖器和第二性征迅速发育，男女外部形态体征区别更加明显；⑥心理发展加快，产生了青春期特有的心理行为问题。

青春期分为早、中、晚三期。早期表现：生长突增，出现身高的突增高峰，性器官和第二性征开始发育；中期表现为性器官和第二性征的迅速发育为特征，女性出现月经初潮，男性开始首次遗精；青春后期变现为：体格生长明显减慢，直至骨骼的完全融合。性器官及第二性征继续发育达到成人水平，社会心理发展过程加速。

2. 青春期内分泌的变化

在青春期，人体重要的内分泌腺（如垂体、甲状腺、甲状旁腺、肾上腺、胰岛、性腺等）分泌各种激素，直接释放到血液或组织液，对某些特定细胞的代谢过程，或其中的几个代谢环节，或对某一种酶的活性进行调节，保证人体各个器官和组织的生长、发育及成熟过程的顺利进行。

（1）青春期内分泌的调控。遗传和环境因素的交互作用调控着青春期发育的内分泌系统。其中，神经系统发挥着重要的作用。神经系统对内分泌的调节主要有两个途径：一是影响下丘脑的神经元，调节下丘脑和垂体的分泌，进而影响全身。二是通过其他内分泌線自主神经的支配进行调节。其中与青春期的发育关系最密切的是下丘脑—垂体—性腺轴。

（2）青春期的启动机制。青春期启动时间不同的原因：不同个体和不同人群之间受到不同遗传因素、环境因素和社会心理因素的影响，使得青春期启动的时间不同。中枢神经系统、下丘脑—垂体—性腺轴系统起着决定性作用，其功能状态可直接影响或控制青春期的发育。

二、影响儿童、青少年生长发育的因素

受两大因素的影响：遗传和环境，遗传因素决定生长发育的可能性，环境决定生长发育的现实性。

（一）影响生长发育的遗传因素

受精卵中父母双方各种基因的不同组合，决定了子代个体发育的各种遗传性状。

特别是儿童身高受遗传的影响比较大，因而，不同的家庭和民族间的身高差异比较大。据国外的研究表明，儿童在良好的环境中生长，其身高的75％取决于遗传因素，只有25％取决于后天的生活条件。

$$儿子的成年身高＝（父身高＋母身高）×1.08÷2$$
$$女儿的成年身高＝（父身高×0.923＋母身高）÷2$$

与身高相比，体型受遗传因素的影响更大。不同的民族，躯干和四肢的比例差异很大，这主要受种族遗传的影响，而受后天的生活环境的影响比较小。在日本和美国生长的日裔儿童，生活水平相差不多，身高都一样；但与同年龄欧洲儿童相比，其腿长明显比较短；在同等生活条件下生活的非洲儿童和欧洲儿童，其平均身高虽然没有明显差异，但非洲儿童的腿却明显长于欧洲儿童。

（二）影响生长发育的环境因素

生长发育的过程所受到的环境影响，来自自然和人类社会两大方面。自然环境如：生物圈、大气圈、水圈、土壤地理圈等；社会因素包括：社会经济状况、生活学习环境、家庭成员和生活质量、亲子情感联结、人与社会的交往等，若这些因素的综合产生良好的影响，将促进生长发育，反之，会使生长发育落后或停止。总之，自然环境和社会因素对生长发育的作用相辅相成，两者间的协同和消长，决定了个体生长发育的最终结果。

1. 营养

蛋白质、碳水化合物、脂肪营养是生长发育最重要的物质基础。少年儿童成长，必须摄入足够的热能和营养素，如摄入不足，会导致生长发育迟滞，还会影响智力发育，导致学习能力下降，严重的会导致营养不良和各种营养素缺乏症。

热能对生长发育的影响：儿童少年每日热能需要可归纳为：基础代谢、食物特殊动力作用、活动、生长发育、排泄等五个方面。少年儿童对热能和营养素的需要量高于成人。对热能的需要量：正处于青春期生长突增阶段的同龄儿童需要量超过青春期前的儿童少年。男孩因为运动量大和生长发育快所需营养素比女孩多。热能不足，可影响蛋白质、维生素和矿物质的有效利用，导致体重降低和营养缺乏，供给过多，又会引起脂肪的堆积导致肥胖，因此，膳食要均衡营养，不能波动过大。

优质蛋白质：能充分提供肌体所需要的全部氨基酸，被肌体利用程度高，营养价值高的蛋白质，称为优质蛋白质。我们摄入的食物中，牛奶中的蛋白质属于优质蛋白质，大豆或豆制品也含丰富的蛋白质。

维生素 A：维持正常视觉功能，促进细胞生长和分化。缺乏维生素 A，会导致适应能力下降，引发夜盲，造成生长发育停滞，骨发育不良，甚至影响免疫功能。维生素 D：能促进钙的吸收，促进骨骼、牙齿的发育；缺钙会影响膳食钙的吸收，造成生长发育迟滞，增加骨质疏松的危险性。B 族维生素、叶酸和生物素：参与能量代谢和神经系统的生物氧化及功能维持，是促进智力发育所必需的神经营养物质。维生素 C：促进胶原和神经递质的合成，促进铁的吸收，提高机体的免疫力。矿物质：是人体重要的组成部分，对维持肌体的水电解质平衡，身体运动和肌肉收缩，提高神经细胞兴奋性和酶的活性等发挥重要作用。儿童少年容易缺乏的矿物质有：钙、铁、锌、碘等，因此，应多吃富含矿物质的食物如奶类、瘦肉、海产品等。

2. 体育锻炼

体育锻炼是促进身体发育和增强体质的最重要的因素，不仅能促进机体新陈代谢，增强呼吸、循环系统的功能发育，还可提高体格发育水平。①对运动系统的发育有显著的促进作用。经常参加锻炼的儿童少年，平均身高往往超过那些不锻炼或很少锻炼者。②能有效调节内分泌，促进青春期的正常发育。经常参加锻炼的女孩，初潮年龄较晚。③可增强体质，减少疾病，促进生长，提高机体的免疫功能。

3. 疾病

任何疾病都会影响生长发育，但影响程度取决于：疾病的性质，严重程度，所累及的组织、器官和系统范围，病程的长短，是否留下后遗症等，心理疾病同样会影响生长发育。

发热：发热会造成机体功能的失调，体温每升高 1℃，基础代谢率将增加 13%，引发食欲减退，消化酶分泌减少和酶活性降低，腹泻，胃肠功能紊乱，营养吸收障碍，生长速度减慢，严重者停滞。持续性高热及癫痫患儿，多伴有不同程度的智力损伤。

寄生虫感染：如蛔虫、钩虫、血吸虫等均可导致营养不良或贫血，影响生长发育。

各种先天性、遗传性疾病使生长过程受阻，如唇裂、腭裂等会严重影响小儿的消化、吸收，导致营养缺乏。先天性心脏病、先天愚型等都会导致小儿智力发育的影响。

小儿糖尿病、肾炎、风湿病、结核病、肝炎对生长发育也有不利影响，需早发现，早治疗。

4. 生活作息制度

合理安排生活作息制度，做到有规律、有节奏、保证足够的户外活动和学习时间，定时进餐，充足睡眠，对生长发育有良好的促进作用。每天保证 1 小时左右的运动。

5. 气候和季节

北方地区男、女青年的身高、体重均值大于南方。春季身高增长最快，秋季体重增长最快。

6. 环境污染

环境污染不仅会给人类带来健康威胁，引起各种疾病，还会阻碍儿童少年身心发育，必须引起高度重视。环境污染有：大气污染、铅等重金属的污染、建筑装修材料的污染等。

7. 社会、家庭因素

社会因素对生长发育的影响具有多层次、多方面的综合作用，因此，要为儿童营造良好的社会、家庭环境，改善不利影响因素，逐步实现社会适应性发展。

三、儿童、青少年体重预防措施与方法

儿童、青少年肥胖的治疗至今仍为世界性难题。其防治应以改变不健康的生活方式和习惯为主，从饮食和运动两方面入手。需特别强调，儿童肥胖的治疗不同于成人。首先，儿童正处于生长发育阶段，任何治疗措施都不应妨碍其生长发育，因此成人期可用的手术去脂、药物减肥、饥饿疗法等，在儿童期是不能使用的。其次，短期快速减重在儿童期也不提倡。因为肥胖的形成不是一朝一夕的事。在增肥的过程中，身体各器官已经适应了高体重的状况。短期快速减重一般减去的是身体的水分（体液），而体液的快速丢失，会使体内脏器官一时难以适应。另外，快速减重容易出现反弹，使效果难以持久。体重的大起大落，不仅有害健康，还会使肥胖儿童对治疗失去信心。针对儿童青少年体控方面，一方面是体重正常的儿童、青少年如何保持健康体重；另一方面是体重超重或者偏瘦的儿童、青少年如何调控成正常体重。

（一）儿童、青少年标准体重

儿童青少年体重评价标准也可以用国际通用 BMI 值计算法。

体质指数（BMI）＝体重（千克）/身高的平方（米^2），根据世界卫生组织定下的标准，亚洲人的 BMI 若高于 22.9 便属于过重。亚洲人和欧美人属于不同人种，WHO 的标准不是非常适合中国人的情况，为此制定了中国参考标准：

1. 对于成人

18.5～24 为正常，17～18.4 为轻度营养不良，16～16.9 为中度，＜16

为重度。

2. 对于青少年

（1）14～17 岁：＜16.5 为轻度营养不良，＜14.5 为重度。

（2）7～13 岁：＜16 为轻度，＜14.5 为重度。

（二）饮食和行为干预

控制肥胖儿童饮食应从以下几方面入手：①平衡膳食，控制摄入。选择低能量，营养素含量相对较多的食品，如瓜果、蔬菜、瘦肉、水产品、蛋、奶及豆制品等。严格限制高热量、高碳水化合物及高糖类食品的摄入，如脂肪、油炸食品、巧克力、奶油及糖等。饭前先喝水或吃水果，可抑制食欲；吃饭时细嚼慢咽；每天保证适量的饮水，可以清理肠胃，输送营养；饭后（尤其睡觉前）控制肥胖儿童的零食，尽量不吃或少吃，非饥饿状态下不进食。对于极度肥胖儿童应严格限制蛋白质饮食。②科学合理地安排进食。根据儿童每天的活动量和活动规律，合理安排进食时间，科学搭配饮食内容。以高蛋白配合适量脂肪的碳水化合物、足量的新鲜蔬菜和水分为模式，保证适量热能的摄入，使肥胖儿童在减肥中不会出现负氮平衡，肌肉组织不致萎缩，并能维持机体的正常免疫功能。

（三）身体活动

肥胖是由于能量的收支不平衡造成的。在进行饮食调整的同时，适量的运动（中等强度、时间较长的耐力运动）是必不可少的。二者相辅相成，因为只控制饮食不运动，减肥速度慢；只运动不控制饮食，可能会越发肥胖。因为运动不仅增加能量的消耗，还可降低食欲。有些肥胖儿童终日慵懒，有些虽爱运动但运动量不足非但起不到减肥的作用还增加了食欲。

要求肥胖儿童的运动强度应达到运动时脉搏每分钟 150 次左右。这种中等强度的有氧运动以消耗脂肪为宗旨，不会造成肥胖儿童过于疲劳并起到抑制食欲的作用（运动强度太大不易坚持且于健康不利；运动强度过小，能量消耗少会增加食欲，均达不到降低体重的目的）。在这种强度下需运动 40～60 分钟/天，每周要保障运动 5 天。

运动方式最好选择全身肌肉参加且需要身体移动的运动：如长跑（是消耗热量较好的方式）、爬楼梯、登山、步行、跳绳、踢毽子、骑自行车亦可。运动时间可安排在下午，因为同样的运动下午较上午消耗的热量要多。这种运动方式在短期内不可能有明显的效果，一般需坚持 2～3 个月，肥胖度才有所下降，估计总的疗程需一年以上。

（四）睡眠

据 Record Japan 网站的报道，以前有科学研究指出，睡眠不足会导致身体发胖。不过根据美国杨百翰大学的研究发现，影响身体肥胖的因素不仅限于睡眠不足这一项。该大学运动科学专家以美国西部的两所大学的女学生为对象，进行了数周的睡眠研究调查，结果得出以下三点结论。①每天准时睡觉、起床可以有效抑制体重增加。②睡眠时间低于 6.5 小时或高于 8.5 小时会导致体重增加。③睡眠质量的好坏会对体重产生影响。

该研究专家经过 1 个星期的追踪调查发现，规律性的作息时间可以有效抑制身体体重增加，这说明坚持良好的睡眠习惯有益于身体活动代谢。另外，调查还发现，能够抑制肥胖的最佳睡眠时间为 8～8.5 小时，此外，还与良好睡眠质量存在关联，比如室内温度、安静度、明暗度等。专家建议，为了提升睡眠质量，可在睡前做适量运动。不规则的作息时间会导致人体生物钟紊乱，虽然对于大多数人来说，想要保证 8 小时的睡眠时间比较困难，但至少应该坚持做到按时睡觉、起床。

（五）自我健康意识

建立良好的饮食习惯。尽量减少含糖量较高和高热量的食物，多食用富含维生素的食物；减少热值高的饮食，多摄入豆类、豆制品及蔬菜等纤维素多，饱腹感强，热值低的食品；在固定地方，坐着吃；不边吃边看书报、电视；吃饭时，速度尽量放慢，细嚼慢咽，不狼吞虎咽。细嚼慢咽，可以增加饱腹感，减少食物过多的摄入；吃的过快，血糖上升的速度过慢，会有种吃不饱的感觉，进而导致多吃。

四、儿童、青少年体重预防与调控

（一）儿童、青少年体重预防时期

肥胖主要取决于机体脂肪细胞的数量和体积。而脂肪细胞的数量主要取决于母亲孕后期的三个月、生后第一年及 11～13 岁青春前期三个阶段的积累。如果在这三个阶段过量进食使脂肪细胞数超量生长，过后即便努力减肥也只能使脂肪体积略有缩小，而脂肪细胞数量不会有任何变化。因此母亲孕后期的三个月不能过度进食。孩子在这两个时期切忌多食少动，否则容易肥胖且减肥难度大。

由于超重是肥胖的潜在危险和警戒线。因此从身高标准体重来讲防治肥胖的最佳时期为超重和轻度肥胖阶段。对超重和轻度肥胖儿童进行早期防治可防患于未然，减少中重度肥胖的新增人数，减少肥胖对儿童身心的损害。

防治儿童肥胖，家长的认识至关重要。有时孩子已处于超重甚至轻度肥胖阶段家长仍认为孩子很正常，继续认可孩子不健康的生活模式，并鼓励孩子继续过度进食，放任孩子倦怠不运动，使儿童发展为肥胖或中重度肥胖。事实上家长认识的偏差导致许多儿童错过了防治肥胖的最佳时期。因为肥胖在年龄小或轻度时不控制，到了青春期或中重度肥胖时再想减肥就很困难了，常常是事倍功半。

（二）儿童、青少年体重调控时期

1. 个案调控

在医生的指导下了解儿童肥胖的危害、原因，医生与儿童及其家长共同商定家庭化的行为疗法。饮食和运动干预是治疗儿童肥胖的两大重要步骤。

在婴幼儿时期强调母乳喂养，如小儿确已肥胖应减少热量摄入代之以果菜。

让儿童记录饮食、运动及体会的行为日记。复诊时根据执行情况对方案进行调整。

（1）饮食控制原则。由于儿童不断生长发育的特点，对超重和轻度肥胖儿童可控制饮食（少食或不食高热量、高脂食物代之以富含蛋白质、维生素、矿物质、膳食纤维素和非精细加工的食物，减慢进食速度），增加运动和矫正不良习惯，维持体重缓慢增加或不变的原则，这样随着身高的不断增加即可达到恢复正常的目的。

对中重度肥胖儿童适当限制摄食量，禁食促进肥胖产生的食品。对中度肥胖儿童提倡每月减重（为减少肥胖对儿童身心的危害）0.5～1千克；对重度肥胖合并高血压及现有体重已超过成年预测身高标准体重20%的儿童，每月减2～3千克为宜。在无饥饿感的前提下逐步控制热量摄入至生理需要量。

总之不给肥胖儿童设立可望而不可即的"远大"目标，以提高方案的可行性、有效性和持续性，指导肥胖儿童有的放矢并较顺利地矫正其不良生活习惯。另外正常体重的孩子也要注意预防肥胖。

（2）措施。饮食干预包括改变不良的饮食习惯、合理选择食物、减少食物摄入量等。

一日三餐的食量要合理分配，早餐吃全天食量的 35%，中餐吃全天食量的 45%，晚餐吃全天食量的 20%。烹调方式以清蒸和凉拌为主，晚餐尤以清淡为宜。

改变进餐顺序，用小碗进食。先摄入低热量食物后摄入高热量食物。饭前先喝汤，先食素菜，再食荤菜，然后再吃主食，放慢进食速度。

不要边看电视边吃饭。餐后尽早刷牙，睡前不再进食。对主食量过大的重度肥胖儿童，应限制主食量。平时不食或少食零食。这种饮食调整方案不会影响儿童的生长发育，当然也不会在短期内出现明显的减肥效果。

食品选择。为了方便起见有学者将食物分为红灯食品、黄灯食品、绿灯食品三大类。肥胖儿童应尽量不食红灯食品、少食黄灯食品，而代之以绿灯食品。

红灯食品：肥肉、黄油、油炸食品、西式快餐等（脂肪在体内燃烧慢易堆积在体内）、糖果、巧克力、冷饮、甜饮料、甜点心、果仁、土豆、白薯、膨化食品等。

黄灯食品：猪肉、米饭、面食、馅类食品、香蕉、葡萄等。

绿灯食品：牛肉、鱼、蛋、奶、虾、动物肝脏、豆浆、蔬菜、苹果、梨、西瓜、橘子等。

2. 群体调控

随着儿童肥胖发病率的增加，个案治疗已难以控制快速增长的趋势，因此有必要进行群体干预。个案治疗的一些技巧亦适用于群体干预，所不同的是干预覆盖的对象和场所不同。群体干预对象为幼儿园和学校的儿童和学生，重点为超重和肥胖儿童；其场所为幼儿园和学校。对超重和肥胖儿童的膳食、运动、生理、生化指标进行系统的综合干预。建立防治肥胖因素的人文环境和物质环境，以扼制降低儿童肥胖发病率。有研究表明群体干预可将肥胖发病率从 16.9% 降至 12.1%，且降低了非肥胖儿童发展为肥胖儿童的危险。

调控措施：

（1）由专业人员在学校开展健康教育、体格检查和卫生指标检测。每 2 个月测一次体重，每 6 个月测定生化指标。专业人员和卫生、体育老师进行技术指导。

（2）膳食干预的原则为保证蛋白质、维生素、矿物质、膳食纤维素摄入充足，对中重度肥胖儿童控制脂肪和碳水化合物的摄入，以达到低热量的平衡膳食。肥胖儿童可从以下四个方面（不吃油炸食物、基本不食纯热量食品、限制进食含糖高的水果及果制品、主食以米饭为主）减少多余热量的摄入。以达到不再由膳食蓄积热量，巩固每日热量摄入和消耗平衡，加大运动量逐渐消耗以往积存的脂肪，使体重维持现状或下降到正常水平。轻度肥胖儿童每天少摄入 125～200 千卡热量；中重度肥胖儿童每天少摄入 250～500 千卡热量（举例而言步行 0.5 小时可消耗一袋奶的热量，骑车 20 分钟可消耗两片火腿肠的热量，游泳 20 分钟可消耗半个鸡脯的热量，跑步 6 分钟可消耗一个煎蛋的热量）。重度肥胖儿童每月减重约 3 千克。

（3）肥胖儿童写膳食和运动行为日记。

（4）班主任及卫生和体育老师进行督导。

通过上述措施达到个体热量收支基本平衡，个体体重监测曲线平缓或下降；肺活量有所增加；血生化指标控制在正常范围，树立健康的生活模式。

第二节　孕产妇的体重控制与管理

据《每日邮报》报道，英国研究指出，一个人长大后是否出现过度肥胖、哮喘、过敏和心脏病等疾病，可能取决于妈妈在怀孕前和孕期的饮食和体重。英国营养协会（British Nutrition Foundation）最新公布的一项研究结果显示，一个人成年后是否会出现过度肥胖和其他健康问题，可能当他们还在母亲的子宫里的时候，就已经被确定下来了。研究者提醒，女性在怀孕前需要先了解自己的体重和健康状况，并且在孕期始终需要注意饮食，这对确保孩子未来的健康情况很重要。英国营养协会的一个专题小组，很长一段时间来一直在研究孩子出生后的营养以及早期生活发展情况，其中包括母亲在生产前的健康情况和饮食习惯对宝宝的影响。他们最终得出结论是，过度肥胖、哮喘、过敏、心血管疾病和其他许多疾病，都可能是遗传自母亲。负责这项研究的汤姆·桑德斯教授（Tom Sanders）表示："证据显示，胎儿时的糟糕发育，尤其在幼年时身体快速增长时，会对健康带来长期不良后果。胎儿的不良发育也会影响肾脏发育，导致后代在血压变化上更敏感，最终提高了患心血管疾病的风险。"

科学家也研究了过度肥胖的产生原因，并且认为一些人小时候食欲突增，可能也是因为在子宫中受到母亲饮食和体重的影响。数据显示，在英国，接近半数的育龄女性都存在体重过大甚至过度肥胖问题，这可能导致生物学上的恶性循环，母亲的肥胖最终将导致孩子成长过程中的健康问题。

英国营养协会萨拉·斯坦纳表示："肥胖毫无疑问已经是一个世界性大问题，而且在怀孕时有不良影响，我们的工作就是要强调怀孕前和怀孕时合理饮食的重要性。我们知道对于怀孕妇女和她们正在发育的宝宝而言，良好的营养越来越重要。怀孕时保持良好营养，也对宝宝成年后的健康有显著影响。"

一、孕产妇的营养生理特点

（一）代谢的变化

对营养素代谢进行调节，增加营养素的吸收或利用，以支持胎儿发育，保证妊娠成功。在大量雌激素、孕激素及绒毛膜促性腺激素等激素的影响下，母体合成、分解代谢增强，总体合成大于分解，主要用于蛋白质合成构成胎儿体、组织、胎盘、羊水、母体自身贮备（为分娩失血消耗做准备、为产后乳汁分泌打基础）。脂肪贮存 3～4 千克，不仅来源于增加膳食脂肪，还由于孕激素影响，所存能量可在哺乳期增加的能量需要。糖原合成受抑制，节约葡萄糖满足胎儿需要。胎盘催乳素可刺激胎盘和胎儿的生长以及母体乳腺的发育和分泌；刺激母体脂肪分解，提高母血游离脂肪酸和甘油的浓度，使更多的葡萄糖运送至胎儿。

（二）消化系统功能变化

孕激素会导致平滑肌松弛从而引起胃肠蠕动减慢，消化液分泌减少以至于胃排空及食物在肠道内停留时间延长，利于食物消化吸收。也会造成胃肠胀气、便秘和消化不良；怀孕早期由于贲门括约肌松弛胃内容物可逆流入食管下部，引起反胃等早孕反应和恶心、呕吐、择食等妨碍营养素摄入。

（三）循环血量和血液成分改变

（1）生理性贫血。孕期的血液容量约增加 50％，红细胞增加 20％～30％。因血浆增加多于红细胞，致使单位血红蛋白水平能够下降，可出现生理性贫血。

（2）血浆营养素水平降低。与血容量增加和血浆稀释作用有关。有利于营养素的输送和代谢废物排出，血液流量增加，心脏负荷加大，液体蓄积形成水肿，孕后期静脉压升高。

（四）泌尿系统变化

为了清除胎儿和母亲所产生的代谢废物，肾小球滤过率增加 50％，某些营养素尿中排除明显增加。主要有葡萄糖排出量增加 10 倍，出现尿糖；叶酸排出量增加 1 倍；某些氨基酸如甘氨酸、组氨酸从尿中排出；钙的排出量减少。

（五）体重变化

在整个妊娠期，孕妇的体重平均增加 10～12.5 千克，增加的部分包括胎儿、胎盘、羊水、子宫肌肉、乳房、血液、组织间液及脂肪储备等。孕早期（1～3 个月）增加约 1～2 千克；孕中期（4～6 个月）和孕后期（7～9 个月）分别增加 5 千克；平均每周增加 0.3～0.5 千克。

二、孕产妇营养的原则

孕期是一个特殊的时期，胎儿寄生在母亲体内，一切的营养，需要母体供应，因此，孕期营养是非常重要的。但是，大家也不能就此无限上纲上线，把孕期营养需求扩大化。即使到了营养需求比较多的孕中期、孕后期，每天能量的供应无非是增加了 300 多千卡，这个热量，也就是比怀孕以前每天增加 2～3 个鸡蛋所产生的能量，孕后期相当于 3～4 个鸡蛋的能量，不算很多。因为整个孕期，能量的需求仅仅比非孕期增加了 15％而已，差异并不是想象中的那么多。而且，怀孕的早中晚期，胎儿的大小不一样、发育程度不一样、妈妈的反应不一样，等等，因此，营养的需求是不一样的，早中晚孕都有各自的营养侧重。但是，整个孕期的营养原则是一致的，这个营养原则包括了以下八点。

（一）维持营养平衡

维持营养平衡，这一条非常重要，是所有原则里面的总原则。我们知道胎儿的生长发育需要多种多样的营养，这些营养在健康孕妇体内是维持动态平衡的，这就是我们提到的胎儿的营养大环境，也就是营养底色，要求营养全、比例适当。

（二）保持食物的多样性

保持食物的多样性，其实也就是维持营养平衡的具体落实，每一种天然的食物都有自己的营养素特点，其营养素不会包罗万象。所以，孕妇每天所需要的营养素应从多种食物中摄取才能够保证营养全面。偏食很可能会漏掉或减少某种或某几种营养素的摄入。对孕妇来说，不能偏食、挑食，不能爱吃的吃一堆，不爱吃的不闻不问。对于家庭成员，要多为孕妇饮食的花色品种付出行动，多下些功夫，每种食物量可以不用很多，但品种要多，尤其是蔬菜、水果和蛋白质的供应。

当然，个别不爱吃的食物，可以换成同类的食物，比如，不爱吃牛肉，可以换成鸡肉或者鱼肉，不爱吃茴香，可以换成菠菜等，保持食物的多样性。孕妇每天要吃 30 种不同的食物，这些食物，总体上，碳水化合物的供能要占到 50% 左右，比孕前的比例稍微少一些，进食的量考虑到孕后的增加，与孕前相比，仍然是稍微少点比较恰当，最多持平；蛋白质的供应，因为胎儿身体发育和母体子宫、胎盘生长的要求，要适量多供应一些，占到供能的 20%～30%，脂类的供能与孕前的变化最小，占到 20% 左右，但质量要求高了，需要富含必需脂肪酸。在所有的营养素中，需要每天供应的是水、碳水化合物、蛋白质、必需脂肪酸、水溶性维生素、维生素 E、锌和膳食纤维，脂肪、脂溶性维生素、大部分的矿物质在体内都有储存，不是每天都需要的，比如说碘，即使是缺碘的地区，每周食用 2～3 次海带，每次 100 克，就足够了；钙、铁等，只要每周总的供应量是合适的，胎儿就不会缺乏。因此，要轮流供应，保持食物的多样性。

（三）少食多餐

少食多餐，主要是考虑到孕期反应，以及孕期胃的容量减少、容易反流、胃灼热等。所谓的少食，也就是一日三餐，都比孕前吃的量要少点，然后，在三次主餐之外，最好应有 2～3 次加餐，可安排在早午餐之间、午晚餐之间和睡前。比如早午餐之间的自制果汁与饼干；午晚餐之间的酸奶与水果，晚餐后的水果与干果等，都是很好的加餐。

（四）从正常饮食中获取一切营养

注意从正常饮食中获取一切营养，现在很多专家，在不同的场合、不同的媒体上，代表一些商家的利益，整天在扩大化地宣传什么容易缺乏，什么容易不足。我曾经去听过很多专家的讲座，举一个例子，就说脑黄金，专家在整个讲座中，会告诉你，胎儿的发育很需要脑黄金，脑黄金在食物中含量很少，身体无法满足，你要是吃深海鱼，一方面脑黄金吃进来了，另一方面有害的重金属和污染也吃进来了。你要是吃鸡蛋，一天要补充 20 个鸡蛋以上才能达到标准，你要是吃海虾，一天要吃 3 斤虾才能满足需要，而你要选用 XX 牌子的 DHA，一天只需一粒，一粒不到 10 块钱，你就高枕无忧了，等等。就是这样的路子，宣传来宣传去，就是挖了一个陷阱让听众自己跳下去。因为按照他说的，你没有出路，唯一的出路就是买他们的保健品。

（五）注意食品安全

注意食品安全，尤其是早孕期，不干净的食物不能吃，腐烂的食物不能吃，被重金属污染的食物不能吃，包括近海的鱼虾海产品，包括养殖的产品，辐照食品，转基因食品，方便食品，罐头制品，等等。

（六）身体缺乏时，通过食疗和半量药物补充，避免重复使用和补充过量

如果因为身体状况或者饮食原因，当身体轻度缺乏时，我们首先要食疗。食疗的同时，部分人可以进行药物补充。一般来说，建议仍然是以饮食补充为主，药物补充为辅。比如，铁每天需要 28 毫克、钙每天需要 1 000 毫克，半量补充，就是每天补充铁 14 毫克、钙 500 毫克，或者两天补充铁 28 毫克、钙 1 000 毫克，不可补充过量。

（七）合理的体重增长，包括孕妇体重和胎儿体重，检测孕妇体重和胎儿发育指标

合理的体重增长，包括孕妇体重增长和胎儿体重增长。胎儿的体重增长，我们有很多发育指标可以算出来，比如依靠股骨长度和双顶径数值等，体重增长是我们饮食营养的一面镜子，饮食合理，体重的增长就符合规律；多种营养缺乏，体重增长就容易迟缓，胎儿发育就受到影响；营养过剩，体重就会增长过快，造成孕妇妊娠并发症增多，间接导致胎儿的损害。很多肥胖的孕妇，并不是全面的营养过剩，而是热量营养过剩和部分营养缺乏并

存，这往往是因为偏食、挑食、过度饮食和饮食构成不合理导致的，这种孕妇对孩子的危害最大，既有肥胖对孩子的间接损害，又有营养缺乏对孩子的直接损害，肥胖孕妇一定要重视。

（八）定期检测营养素含量

对于孕妇来说，到底营养素缺乏还是过量，一方面依靠孕妇体重、胎儿发育数值来粗略判定，更重要的证据就是孕妇相关的检查，比如孕前重金属的检查，孕期血红蛋白、血糖的检查，血清维生素的检查、血浆微量元素的检查，以及尿碘、尿糖等的检查等。

有条件的家庭和出现营养偏差的家庭，在怀孕以前，要有准妈妈血红蛋白和重金属的检查，以明确是否贫血并防止孕早期重金属蓄积对胎儿的危害；孕 12 周之后，要复查血红蛋白，并依据膳食调查、孕妇体重增长，确定检查的项目，比如微量元素检查等；孕中期末，也就是在怀孕二十七八周左右，再重复做一次检查，当然，这次检查，胎儿的发育指标，也是很重要的参考数据。这样，对于营养重视和体重出现偏差的孕妇，至少应该有 2～3 次的孕期营养素检查，以确保胎儿的正常发育。

实际上，早孕期，体重可以不增加，甚至降低 1 千克都没有关系，最主要的就是要以蔬菜水果、粗粮、干果硬果等为主的饮食体系中，食品的多样性和安全性最为重要。由于有早孕反应，所以，通常都要少食多餐，爱吃些什么就吃些什么，但油腻的东西、加工的食品最好不要吃，凡是吃的东西，最好都是自己烹调的、自己加工的。

从孕中期开始以后，早孕反应消失了，大多数孕妇食欲都比孕前要增加一些。从孕中期开始，就要有计划性地饮食了，每周要设计一下菜谱，保证食品的多样性，总结一下自己的饮食，在能量供应中，不要出现严重的偏颇，多吃鱼、多吃豆类、多吃蔬菜和水果，适当增加一些干果硬果，适当增加一些含铁、含锌、含钙和高纤维素的食物。孕中期，关注的营养焦点是适当补血、补钙、补不饱和脂肪酸和必需氨基酸，对于孕前瘦弱的孕妇，每周体重增长要控制在 450～550 克之内；比正常孕妇每周 400～450 克的体重增长稍高；对于孕前超重 10% 的孕妇，每周控制的体重增长在 350 克左右，整个孕期增加 10 千克；孕前体重超标 20% 以上的孕妇，每周控制的体重增长在 300 克以内，整个孕期体重增长 7～8 千克，怀双胞胎的孕妇，孕早期以后，每周增加的体重在 600～650 克左右，整个孕期增加 18 千克左右较为合适。

孕晚期，仍然保持食物的多样性，适当增加蛋白质、卵磷脂、铁锌钙和维生素的供应量，注意饮食预防妊高症和妊娠糖尿病，关注胎儿的发育，防止宫内发育迟缓。

三、孕产妇的合理膳食与体控

（一）孕早期膳食

1. 特点

孕早期（1～3 个月）胎儿生长相对缓慢，平均每日增重约 1 克。孕妇的营养需要量与孕前基本相同，但大部分孕妇有不同程度的早孕反应，出现恶心、呕吐及食欲缺乏，影响营养素的摄入。因此，孕早期需合理调配膳食，防止剧烈妊娠反应引起营养素摄入不足或缺乏，从而导致胎儿生长发育不良。孕早期的膳食以清淡、易消化为主，避免油腻食物，对轻度呕吐者要鼓励进食，不可因呕吐而拒食，亦可采用少食多餐的方法，每日至少应摄入 40 克蛋白质、150 克碳水化合物，相当于粮食 200 克加一只鸡蛋和 50 克猪肉才能维持孕妇的最低营养需要。粮食摄入过少可引起能量摄入不足，孕妇体内脂肪动员增强可造成血液中酮体蓄积，并对胎儿大脑发育产生不良影响。此外，应选择含优质蛋白质的食物如禽类、鱼虾、蛋类和奶类等，多吃蔬菜、水果以保证维生素和矿物质的摄入量。孕早期胚胎生长速度较缓慢，所需营养与孕前没太大差别，需注意早孕反应对营养素的摄入影响。

2. 措施

（1）按照孕妇的喜好，选择促进食欲的食物。

（2）选择容易消化的食物以减少呕吐，如粥、面包、馒头、饼干、甘薯等。

（3）想吃就吃，少食多餐，如睡前早起时，坐在床上吃几块饼干，可减少呕吐。

（4）为防止酮体对胎儿早期脑发育的不良影响，孕妇完全不能进食时，应静脉补充至少 150 克葡萄糖。

（5）为避免胎儿神经管畸形，在计划妊娠时就开始补充叶酸 400～600

微克/天。

（二）孕中期膳食

1. 特点

孕中期（4～6个月）胎儿生长速度加快，平均每日体重约10克，6个月的胎儿体重可达1 000克左右。孕妇的早孕反应大多已消失或减轻，食欲开始好转，体重明显增加，可出现生理性贫血。因此，应及时增加食物的品种和数量，以保证摄入足够的能量和各种营养素，每日的膳食组成包括谷类400～500克，大豆或豆制品（折算成干豆重）50克；肉、禽、蛋、鱼等动物性食品100～150克（可交替选用）；蔬菜、水果500克，其中深色蔬菜应占一半以上；牛奶或豆浆200～300毫升。孕中期必须增加铁的摄入量，经常食用瘦肉、动物肝脏、动物血等含铁丰富的食物。孕妇从妊娠5个月开始每日需储存钙200毫克，应注意增加钙的摄入量，经常食用牛奶、虾皮、海带、豆制品和绿叶蔬菜等含钙丰富的食品。

2. 措施

（1）补充充足的能量，怀孕4～6月，胎儿生长开始加快，母体子宫、胎盘、乳房等逐渐增大，加上早孕反应导致营养不足，孕中期需补充充足的能量。

（2）此时贫血、缺钙现象增多，注意铁和钙的补充。

（3）膳食中应注意在肉类食品中选用肝或血以增加铁的摄入量，同时多食用富含维生素C的食物，以促进铁的吸收；选用奶类及奶制品、小鱼虾等补充钙的需要。

（三）孕后期膳食

孕晚期（7～9个月）胎儿生长迅速，此期增长的体重约为出生时体重的70%，其体重由28周的1 000克左右增至40周的3 000克左右，是蛋白质贮存最多的时期，因此应增加优质蛋白质和钙、铁的摄入量，每日的膳食组成可在孕中期膳食的基础上再增加肉、禽、鱼、蛋等动物性食品50克，每周2次食用动物肝脏或动物血。孕晚期由于胎儿长大，子宫压迫胃部，孕妇常感胃部不适或吃了较少食物就有饱胀感，此时应少食多餐，每日餐次可增至5餐以上。能量摄入不宜过多，孕妇体重增加应控制在0.5千克/周，以免胎儿长得过大，影响分娩。食盐用量应适当控制，有水肿的孕妇食盐量每日不超过 5 克。

1. 特点

（1）胎儿体重增长快，胎儿的体重有一半左右是在该期增长的。

（2）胎儿体内要贮存一定量的钙、铁和脂肪等营养物质为出生后利用。

（3）母体也要贮存大量营养素为分娩和哺乳做准备。

2. 措施

（1）孕中期基础上增加蛋白质，多选富含优质蛋白质的动物类食物。

（2）蔬菜、水果富含膳食纤维，防止孕妇便秘。

（3）控制体重，注意碳水化合物的摄入。

（四）孕产妇的体重标准

孕妇怀孕，是每个家庭的头等大事，孕期吃什么，成了每个家庭的主要话题。然而，吃多少、每个月的体重应该增加多少，恐怕很少有人真正了解。

孕期适当地增加营养是必要的，但是过度营养会使孕妇体重增加过快，尤其是怀孕前已经有肥胖倾向的女性，若孕期营养过剩会造成体重增加过多，带来很多后遗症。会增加一些孕期并发症发生的风险，如妊娠期高血压、妊娠期糖尿病、肾盂肾炎、血栓症、过期妊娠及胎儿过大和难产等。

而肥胖孕妇伴随高血糖的可能性居多，孕期高血糖极易产下先天性异常儿，早孕期的高血糖对胎儿的心脏发育会造成较大的影响，可造成心脏畸形；血糖控制不佳还会造成胎死宫内、早产、新生儿呼吸窘迫综合征，而且即使足月出生的孩子，发生新生儿呼吸窘迫综合征的几率也比正常血糖孕妇发生的概率要高。同时剖宫产的比率会相对增高，而手术及麻醉的难度也增加，麻醉后的并发症及手术后的伤口复原都是问题，尤其是高血压患者在生产前后所引起的心脏衰竭，更可威胁到产妇的生命。

合理地控制体重对于孕妇是非常重要的，孕期体重增加的标准是怎样的呢？孕期体重增加的多少和孕前基础体重有关，一般来说身材适中的女性孕期体重增加在 12~15 千克，推荐孕妇孕期体重增加不应超过 15 千克，这是比较简单好记的方法（这是在标准体重的情况下，标准体重＝身高－105，在这个基础上可上下浮动 10% 均为正常体重），如果孕妇体重低于标准体重超过 10%，孕期增加 14~15 千克为正常，孕期体重超过标准体重 20% 的，应增加 7～8 千克为正常。孕期详细的体重增加推荐如表 6-1：

表 6-1　孕期体重增加情况

单位：千克

孕前 BMI （千克/米²）	单胎孕妇孕期体重 增长推荐	单胎孕中、晚期每周 体重增长推荐	双胎孕妇孕期 体重增长推荐
低体重　　<18.5	12.5～18	0.51（0.44～0.58）	暂无推荐范围
理想体重　18.5～24.9	11.5～16	0.42（0.35～0.50）	17～25
超重　　　25.0～29.9	7～11.5	0.28（0.23～0.33）	14～23
肥胖　　　≥30	5～9	0.22（0.17～0.27）	11～19

注：孕早期平均体重增加：0.5～2 千克；BMI（体重指数）＝体重/身高²。

从整个孕期胎儿发育的进程上来说，孕早期胎儿（胚胎）以细胞分化为主，胎儿的体重在分量上增加得不是很明显，看上去胎儿生长发育比较缓慢，但这个时期是胎儿发育的至关重要的阶段，胎儿各器官的分化主要在这个阶段完成。这一时期的关键不是吃多少，而是应该使孕妇平稳渡过早孕反应期。在孕早期孕妇对膳食中的热量需求与孕前基本一样，无需急于增加营养。何况早孕反应使多数孕妇不可能大量进食，更没有胃口去吃家长们认定的营养品，而一些家长听到女儿/儿媳怀孕，强迫孕妇吃这吃那，加重了孕妇的厌食和呕吐，而对孕妇想吃的东西，这也不行，那也不行。实际上在这个时期饮食应以孕妇的口味为主，清淡、爽口、易消化就可以了，少食多餐。此期的关键应该是避免感冒、发热、避免进食不洁食物造成腹泻等。

怀孕是女性一生中经历的一个重要过程，这份喜悦应该与家庭的每一位成员分享，家庭的每一位成员也应起到积极的作用。爱的给予要有利于孕妇及下一代的健康，而不是一味的溺爱，无度的吃与睡。有些孕妇一旦怀孕，即进入（病假）休息状态。实际上孕期适当的运动也是控制体重的良好措施，与同事之间的沟通与交流能够在一定程度上缓解对妊娠的焦虑情绪。倘若工作繁重，可适当调整工作的强度。孕期推荐的运动项目有散步或平地走、购物、做家务、洗衣、孕妇体操、瑜伽等。一般散步、乘车（站立）、购物、清扫房间、做饭属于轻体力运动，每次持续的时间大约在 30 分钟；平地走、洗衣、孕妇操、瑜伽属中等体力劳动，持续的时间在 20 分钟左右即可。孕期孕妇有低置胎盘、先兆流产、早产等孕期并发症是不适宜运动的，大多数正常怀孕的孕妇都主张适度的运动，尤其在餐后半小时进行运动是非常有益的。

（五）孕产妇的体重控制方案

1. 饮食

母亲和胎儿的所有营养物质都是从母亲在孕期每天吃来的，因此饮食就大有讲究。现代社会物质极大丰富，想吃什么就有什么，但作为孕妇来说，一定要知道吃什么对胎儿有利，吃什么是科学的，才能让母婴健康。

（1）少吃甜食。这包括拒绝甜点（蛋糕、饼干等），因为它们经过高温烘烤营养价值降低，同时含大量糖分，有好的口感但没有营养价值。不吃冰棍、冰激凌、奶昔、酸奶饮料等，它们中的糖分也很多。咖啡、巧克力、可口可乐这些黑色食品不适于孕妇，因为它们除了含糖之外，还含有咖啡因等物质，不利于胎儿的生长。

（2）不吃垃圾食品。食物通过高温油炸，含有三四苯并芘，这是致癌物质，它还含有高糖、高脂、高热量，孕妇吃后会迅速变胖。油炸、烧烤食物都不应该吃。

（3）不喝甜饮料。从一怀孕就不喝饮料，因为饮料中除了糖精、色素、防腐剂外没有任何营养。有人说白开水没味道，可以喝些淡茶水、淡蜂蜜水。

（4）水果适量。有的孕妇认为多吃水果孩子皮肤好。但对于水果绝大多数都很甜，建议每天吃水果适量，绝不能多吃，吃多了血糖就会上升。建议可以多吃西红柿、黄瓜、彩椒等，既有了大量营养素，又不含糖分。

（5）多吃粗粮。五谷宜为养，失豆则不良。五谷杂粮中包含大量的维生素、植物蛋白、微量元素等利于孕妇和胎儿的营养需要。红豆、黄豆、绿豆、黑豆，都适合孕妇食用。可以用来做五谷饭、八宝粥等，营养丰富，口感好。

（6）少吃多餐。孕妇应该每顿少吃，吃饱了就可以了，这里的吃饱指的是八分饱。

2. 运动

孕妇每天都要坚持运动，可以把体内多余的糖分转化为能量散发出去，以免多余的糖分在体内转化为脂肪囤积起来。孕妇最适于的运动就是散步。由于孕妇每天都带着一个一天天增重的胎儿，运动都是负重运动，因此不建议运动量过大。

3. 计算体重

孕妇的体重应该有一个固定的磅秤，不能今天用这个秤，下周又用那个秤，没有参考的标准。孕妇的体重管理还要动态观察，不能这周高了，下周低了，变化太大。孕妇测的体重应该考虑到测体重时有没有小便、有没有大便、是否吃饭等因素，因为大小便和吃饭会使体重明显增加。

通过孕期认真的体重管理，到孕末期时，胎儿的体重一般维持在3～3.5千克较为合适，母亲与孕前的形象没有太大的改变，这说明我们的体重管理是成功的，如果母亲很胖，胎儿不大，就要请医生查找原因：是否有胎盘的问题、脐带是否有缠绕等，在医生的指导下尽早地改善。也有的母亲并不胖，但胎儿巨大，这也要在孕期及早发现，通过 B 超和医生的诊断及早控制胎儿的生长，使胎儿的体重保持在正常的范围。

四、孕妇营养中应注意的问题

孕妇主要的营养问题是孕期营养不良，营养不良包括营养不足和营养过剩。营养不足影响胎儿正常发育和母体健康；营养过剩同样对母体和胎儿不利，一则易出现巨大儿，增加难产的危险性；二则孕妇体内可能有大量水潴留，易发生糖尿病、慢性高血压及妊娠高血压综合征。此外，孕妇吸烟、饮酒、饮茶或咖啡过多等均对胎儿和母体的健康有不良影响。

（一）营养不良对胎儿的影响

1. 低出生体重

指新生儿出生体重＜2 500 克。

有关因素：孕前体重低；孕期体重增长缓慢；孕妇血浆总蛋白和白蛋白低；孕妇贫血；维生素 A、维生素 B_1、维生素 B_2 缺乏；孕妇大量饮酒或吸烟；早产等。

2. 早产儿及小于胎龄儿

早产儿系指妊娠少于 37 周出生的婴儿。小于胎龄儿系指新生儿体重为该孕周应有体重的第 10 百分位数以下或低于平均体重的 2 个标准差者。

有关因素：孕期能量和蛋白质摄入不足以及营养不平衡，孕期增重少于12千克等。

3. 围生期新生儿死亡率增高

低出生体重儿的围生期死亡率明显高于正常出生体重儿。围生期新生儿死亡率较高的地区，母亲营养不良也较普遍。

4. 脑发育受损

胎儿脑发育始于妊娠 10～18 周，孕 30 周至出生后 1 年是脑细胞数量快速增长期。

妊娠期营养不良特别是孕后期母体蛋白质摄入量不足将会影响胎儿脑细胞的数量增殖和大脑的发育，并影响到以后的智力发育。

如牛磺酸是细胞内含量较高的游离氨基酸，机体可从膳食中摄取也可自身合成。它有促进胎儿脑神经细胞生长发育增殖分化的作用。据调查发现，低出生体重儿血浆与尿中牛磺酸含量明显低于足月新生儿，提示低出生体重儿有必要适当补充牛磺酸，以免造成神经系统发育异常。

5. 先天性畸形

孕期某些营养素缺乏或过多，可能导致出生婴儿先天性畸形。

有关因素：锌、碘、叶酸缺乏，维生素 A 摄入过多等。

(二) 营养不良对母体的影响

1. 引起营养缺乏病

(1) 营养性贫血，主要指缺铁性贫血或缺叶酸和维生素 B_{12} 引起的巨幼红细胞性贫血。

(2) 缺乏钙和维生素 D 引起的骨质软化症。

(3) 蛋白质摄入量不足和维生素 B_1 缺乏引起的营养不良性水肿。

2. 发生妊娠并发症

营养不足特别是热能和蛋白质摄入量不足的孕妇，孕期并发症如流产、早产及婴儿死亡率明显高于营养良好的孕妇。

3. 妊娠高血压综合征

妊娠高血压综合征可能导致子痫前症和子痫症，是造成孕妇死亡的最主要原因。

有关因素：母体肥胖；钠摄入过高；蛋白质、钙、锌、镁、维生素 B_6

摄入不足。

4. 妊娠合并糖尿病

孕妇应加强产前咨询、自我监测、筛查妊娠糖尿病。

5. 母体肥胖

妊娠期如能量摄入过量或营养不均衡，可使孕妇体重过重，甚至肥胖。

第三节　老年人体重控制

一、老年人的膳食干预

（一）老年人膳食结构

膳食结构宜荤素杂食，以素为主。碳水化合物占总热能的79%，主要由米、麦及杂粮供应；脂类占20%，以含不饱和脂肪酸的植物油，如豆油、花生油、玉米油、芝麻油等为主；蛋白质占10%，以每千克体重1克为宜，必须有由肉、鱼、禽蛋、奶等提供的动物性蛋白质。大豆及其制品富含优质蛋白质和钙，应多加食用。因老年人肝、肾功能下降，不宜过食高蛋白质食物，更不宜暴饮暴食，以每餐八九分饱为度，七成饱为佳。

1. 提倡食物粗细搭配

既要选择易消化的食物，以保证其消化吸收，又要注意主食加工不宜过精，以防止大量维生素、矿物质和膳食纤维丢失。粗粮和果蔬富含膳食纤维，能增加肠胃蠕动，预防便秘。特别是可溶性膳食纤维，有改善血糖、血脂代谢的作用，对预防老年人多发的心脑血管病、糖尿病、癌症都有好处。

2. 合理营养提高机体代谢能力

充足的维生素和多种微量元素可使各种代谢酶的功能加强。特别是维生素E、维生素C和胡萝卜素，有强抗氧化作用，能消除有害的自由基，防止和减少细胞受损，起推迟衰老的作用。如油菜、芥菜、花菜、萝卜、胡萝卜、蒲公英和马铃薯等。这些蔬菜中都含有丰富的钾、维生素及许多矿物质。特别是香菜、荠菜和芹菜，不但能够排气通便、帮助消化和增强肠胃蠕动，还能够消除胃里的积气和腐败物质，是蔬菜中的三大养生菜。

在老年人的饮食中，海带是不可以欠缺的。海带是一种深褐色的海藻植物。海带本身的营养丰富，不但含有大量的碘元素，而且还含有钙、磷、铁、蛋白质、脂肪、碳水化合物、矿物质和纤维素等人体不可缺少的营养成分。老年人经常食用海带能增加人体的肠道蠕动，有效地防治老年性便秘。海带还可以降血压，治疗消化不良和排尿不畅，对老年人的祛病健身、延年益寿有很好的保健效果。

花生、芝麻、核桃是老年人补脑护脑的三大营养食品。花生含有儿茶素，芝麻含有维生素E，核桃含有磷、铁、锌等矿物质，对于老年人的头昏无力、记忆力衰退等症有一定的疗效，而且还能减缓老年人的大脑功能衰退。

3. 首选食物是牛奶、大豆及其制品

人体的老化是从身体细胞脂质的氧化开始的，而在日常的食品中，大豆本身的营养物质是最具有抗氧化能力的。所以，经常食用大豆类的食品，可以抑制细胞脂质的氧化，抵抗人体衰老。例如豆浆、豆奶、豆粉、水豆腐、臭豆腐和豆瓣酱等。

老年人的身体长时期地处于低胆固醇的状态下，身体不能进行正常的新陈代谢。因此，经常性地少食一点经过较长时间煮炖后的肥肉，对老年人的身体是有益处的。骨头汤能缓解老年人的骨质疏松，预防筋骨挛痛，防止人体老化。

（二）老年人膳食原则

1. 饮食多要样化

吃多种多样的食物才能利用食物营养素互补的作用，达到全面营养的目的。不要因为牙齿不好而减少或拒绝蔬菜或水果，可以把蔬菜切细、煮软，从而容易咀嚼和消化。

2. 主食中包括一定量的粗粮、杂粮

粗杂粮包括全麦面、玉米、小米、荞麦、燕麦等，比精粮含有更多的维生素、矿物质和膳食纤维。

3. 每天饮用牛奶或食用奶制品

牛奶及其制品是钙的最好食物来源，摄入充足的奶类有利于预防骨质疏松症和骨折，虽然豆浆在植物中含钙量较多，但远不及牛奶，因此不能以豆浆代替牛奶。

4. 吃大豆或其制品

大豆不但蛋白质丰富，对老年妇女尤其重要的是，其丰富的活性物质大豆异黄酮和大豆皂苷可降低患心脏血管病的危险性。

5. 适量食用动物性食品

禽肉和鱼类脂肪含量较低，较易消化，适于老年人食用。

6. 多吃蔬菜、水果

蔬菜是维生素 C 等维生素的重要来源，而且大量的膳食纤维可预防老年便秘，番茄中的番茄红素对老年男性常见的前列腺疾病有一定的防治作用。

7. 饮食清淡、少盐

选择用油少的烹调方式如蒸、煮、炖、焯，避免摄入过多的脂肪导致肥胖。少用各种含钠高的酱油，避免过多的钠摄入引起高血压。

（三）老年人膳食指南

人体衰老是不可逆转的发展过程。随着年龄的增加，老年人器官功能逐渐衰退，容易发生代谢紊乱，导致营养缺乏病和慢性非传染性疾病。合理饮食是身体健康的物质基础，对改善老年人的营养状况、增强抵抗力、预防疾病、延年益寿、提高生活质量具有重要作用。针对我国老年人生理特点和营养需求，在一般人群膳食指南的基础上补充以下内容：

1. 食物要粗细搭配、松软、易于消化吸收

随着人们生活水平提高，我国居民主食的摄入减少，食物加工越来越精细，粗粮摄入减少，油脂及能量摄入过高，导致 B 族维生素、膳食纤维和某些矿物质的供给不足，慢性病发病率增加。粗粮含丰富 B 族维生素、膳食纤维、钾、钙等。老年人消化器官生理功能有不同程度的减退，咀嚼功能和胃肠蠕动减弱，消化液分泌减少。许多老年人易发生便秘，患高血压、血脂异常、心脏病、糖尿病等疾病的危险性增加。因此老年人选择食物要粗细搭配，食物的烹制宜松软易于消化吸收，以保证均衡营养。

2. 合理安排饮食，提高生活质量

合理安排老年人的饮食，使老年人保持健康的进食心态和愉快的摄食过程。家庭和社会应从各方面保证其饮食质量，使其得到丰富的食物，保证其需要的各种营养素摄入充足，以促进老年人身心健康。

3. 重视预防营养不良和贫血

60 岁以上的老年人随着年龄增长，可出现不同程度的老化，包括器官功能减退、基础代谢降低和体成分改变等，并可能存在不同程度和不同种类别的慢性疾病。由于生理、心理和社会经济情况的改变，可能使老年人摄取的食物量减少而导致营养不良。另外随着年龄增长而体力活动减少，并因牙齿、口腔问题和情绪不佳，可能导致食欲减退，能量摄入降低，必需营养素摄入减少，造成营养不良。

4. 多做户外活动，维持健康体重

适当多做户外活动，在增加身体活动量、维持健康体重的同时，还可接受充足紫外线照射，有利于体内维生素 D 的合成，预防或推迟骨质疏松症的发生。

（四）老年人膳食干预方案

1. 少量多餐，以点心补充营养

老年人由于咀嚼及吞咽能力都比较差，往往一餐吃不了多少东西，而且进食时间又拖得很长。不妨一天分 5～6 餐进食，在三次正餐之间另外准备一些简便的点心，如低脂牛奶泡饼干（或营养麦片）、低脂牛奶燕麦片，或是豆花、豆浆加蛋，也可以将切成小块的水果或水果泥拌酸奶食用。

2. 以豆制品取代部分动物蛋白质

老年人必须限制肉类的摄取量，一部分的蛋白质来源应该以豆类及豆制品（如豆腐、豆浆）取代。老年人的饮食里，每餐正餐至少要包含 170 克质量好的蛋白质（如瘦肉、鱼肉、蛋、豆腐等），素食者要由豆类及各种坚果类（花生、核桃、杏仁、腰果等）食物中获取优质蛋白质。

3. 主食加入蔬菜一起烹调

为了方便咀嚼，尽量挑选质地比较软的蔬菜，像西红柿、丝瓜、冬瓜、南瓜、茄子及绿叶菜的嫩叶等，切成小丁块或是刨成细丝后再烹调。如果老人平常以稀饭或汤面作为主食，每次可以加入 1～2 种蔬菜一起煮，以确保他们每天至少吃到 500 克的蔬菜。

4. 每天吃 350 克水果

一些质地软的水果，如香蕉、西瓜、水蜜桃、木瓜、芒果、猕猴桃等都很适合老年人食用。可以把水果切成薄片或以汤匙刮成水果泥食用。如果要打成果汁，必须注意控制分量，打汁时可以加些水稀释。

5. 补充维生素 B

维生素 B 与老人易罹患的心血管疾病、肾脏病、白内障、记忆力退化及精神健康等都有相当密切的关联。生病、服药或是手术过后，都会造成维生素 B 大量流失，因此对于患病的老年人来说，要特别注意补充维生素 B。没有精加工的谷类及坚果中都含有丰富的维生素 B，所以不妨加一些糙米、胚芽等和白米一起煮成稀饭，或将少量坚果放进搅拌机里打碎成粉，加到燕麦里一起煮成燕麦粥。

6. 限制油脂摄取量

摄取油脂要以植物油为主，避免肥肉、动物油脂，少用油炸的方式烹调食物。另外，甜点糕饼类的油脂含量也很高，尽量少吃。玉米油、葵花油和橄榄油、花生油最好轮换着吃，这样能均衡摄取各种脂肪酸。

7. 少加盐、味精、酱油，善用其他调味方法

老年人吃东西时常觉得索然无味，可以多利用一些具有浓烈味道的蔬菜，例如香菜、香菇、洋葱，用来炒蛋或是煮汤、煮粥。一些中药材，尤其像气味浓厚的当归、肉桂、五香、八角或者香甜的枸杞、红枣等取代盐或酱油，丰富的味道有助提升食欲。

8. 少吃辛辣食物

辛辣食物容易造成体内水分、电解质不平衡，出现口干舌燥、火气大、睡不好等症状，所以少吃为宜。

9. 白天多补充水分

因为担心尿失禁或是夜间频繁上厕所，不少老年人整天不大喝水。其实应该鼓励老人在白天多喝白开水，也可泡一些花草茶（尽量不放糖）变化口味，但是要少喝含糖饮料。晚餐之后，减少摄取水分，这样就可以避免夜间上厕所、影响睡眠了。

10. 每天服用一颗复合维生素补剂

老年人的个体差异很大，加上又长期服药，每个人需要额外补充的营养素也大不相同。让老年人每天服用一颗复合维生素补剂是最基本且安全的强化营养方法，尤其可以补充老年人特别需要的维生素 B、抗氧化维生素 C 及维生素 E，维持骨质的钙、增强免疫力的锌等。不要擅自服用高剂量的维生素 A、维生素 D 等单一补充剂，吃得过多会累积在体内，甚至引发毒性。

二、老年人的运动干预

（一）老年人运动干预

在制定老年人的运动干预方案时，需要注意：严格进行身体检查，运动处方要个别对待，选择喜爱并能坚持的运动，要合理安排运动量，做准备活动及整理活动。

老年人不健康的生活习惯，特别是体力活动减少，容易发生腹部脂肪堆积、高血压、脂肪代谢紊乱和高胰岛素血症，上述变化称为代谢综合征。它可导致老年人健康的心血管病和 II 型糖尿病。

老年人参加规则运动训练有降低高血压的作用，提高高密度脂蛋白和降低低密度脂蛋白、甘油三酯水平。参加中等强度运动训练的老年人，很少发生糖耐量不正常和胰岛素抵抗现象。老年人全身或腹部脂肪堆积的程度，与每天活动量的多少有关。有运动习惯的老年人，可预防心脏代谢异常等疾病，保持体能和有活力的晚年生活。

适宜老年人的运动方式一般有散步、快走或慢跑等。散步和慢跑是最适合老年人的运动；而参加骑车、跳舞和游泳等有氧运动，有利于提高心肺功能，可预防心血管代谢综合征，比较适合身体健康的老年人和有心肺疾病的老年病人。

以静坐生活方式为主的老年人，由于久坐，腰背和大腿后部活动少，容易发生腰背痛；上肢活动范围的减少，易发生肩周炎。通过关节活动训练，即上肢、下肢、肩、臀和躯干部关节的屈伸活动，可提高肌体的灵活性，比如：练练健身操、舞蹈、太极拳等。

老年人的运动强度，以心率计算时应小于 70% 最大心率；对于保持心脏代谢健康的运动强度，可低于 50% 最大心率，以低到 35%～50% 最大心率为宜。

根据每个人的实际情况，每周运动 3～7 天，每天积累活动时间 20～60 分钟。采用间歇运动，分几次完成。

（二）中老年人体育锻炼的运动处方

1. 根据运动时的最高心率判断

运动最适合心率＝170（180）—年龄。式中 170 适合年老体弱、病后恢复期或开始参加锻炼的人，冠心病人可适当再低些，180 适合 60 岁以下、体质较好或有一定锻炼基础的人。

2. 根据运动量百分比分级法判断

其计算公式：$\dfrac{运动后的心率 - 运动前的心率}{运动前的心率}$

式中所得的数在 50% 以下为小运动量。51%～71% 为大运动量。此法适用于高血压、冠心病和年老体弱的人。

3. 根据目标（靶）心率判断

一般主张运动最高心率不超过 150/分为宜。

4. 根据基础心率计算来判断

基础心率指清晨醒后在床上测得每分钟的脉搏数。如运动基础基础心率减少或不变，表示运动量适宜，如基础心率增加，表示运动量过大。

5. 根据净增心率计算法判断

以运动时最高心率－安静时心率所得数不超过 60 次/分为宜，如年老体弱或心脏病人以 20～40 次/分为宜。

6. 以自觉反应来判断

以运动后微汗，轻松舒畅，食欲睡眠好，体力充沛，表明运动量适当；如运动后大汗淋漓、疲乏、食欲睡眠不好，表示运动量过大；如运动后身体无热感，脉搏无变化或在 3 分钟内恢复，说明运动量不足。

国外多数主张每周锻炼 3 天，每天 50～60 分钟，国内有人提出中老年人以每天早晚锻炼两次。每次 15～30 分钟为宜，达到最适宜心率必须保持 12 分钟以上。

（三）老年人运动的注意事项

1. 要选择适宜的锻炼项目

老年人在运动锻炼前最好做一次较为全面的身体检查，然后根据身体情况选择合适的锻炼项目。同时，身体检查的结果又可作为锻炼前的客观指标，便于与锻炼后的情况进行比较，判断运动锻炼的效果。如果身体一向较好，也可以自己检查一下，如连续下蹲 10～20 次，或原地跑步 15 秒，看是否有心悸、气促、胸闷不适等症状，如果没有即可开始锻炼。

2. 运动锻炼要循序渐进

俗话说"冰冻三尺，非一日之寒""一口吃不成个胖子"。参加运动锻炼决不能急于求成，而应该有目的、有计划、有步骤地进行，要日积月累，这样才能取得满意的锻炼效果。同时，开始锻炼时运动量宜小，待适应以后再逐渐增加。经过一段时间的运动锻炼后，如果运动时感到发热、微微汗出，运动后感到轻松、舒畅、食欲及睡眠均好，说明运动量适当，效果良好，就要坚持下去。锻炼的动作要由易到难、由简到繁、由慢到快，时间要逐渐增加。每次运动时要注意由静到动、由动到静、动静结合。此外，要掌握好动作的要领、技巧和锻炼方法。

3. 运动锻炼要持之以恒

要想通过体育锻炼取得良好的效果，必须持之以恒，决不能"三天打鱼，两天晒网"。最好是每天坚持锻炼，每次锻炼半个小时左右；实在有困难时，每周锻炼不应该少于 3 次。同时，要合理地安排好时间，养成按时锻炼的良好习惯，注意掌握适当的运动量。

(四) 老年人运动干预主要方式

年龄大了，最注重的就是身体健康。而运动多多，身体就能棒棒。可是老人该选择什么运动才适合呢？

1. 散步

对于身体条件稍差的老人来说，剧烈点的运动有可能无法去做，那就去散步吧。散步最容易了，在马路上，公园上随便走走，走的时候前后甩甩双手，抖擞一下腿，也是可以让身体放松下来达到运动的目的。

2. 气功、理疗

锻炼要循序渐进，运动强度及量要适当。如果运动时感到发热、微汗，运动后轻松、舒畅，说明运动适当。运动时出现头昏、胸闷、心悸，运动后食欲减退、睡眠不好、明显疲劳，说明运动量过大，需及时调整运动量。

3. 象棋、健身操

如各种棋类活动，唱歌，跳舞，运动要适当，要有规律和计划。晚饭后要在 1～2 小时后散步有助于消化。

4. 慢跑

慢跑又称健身跑，其作为强身健体的手段已风靡世界，成为获得智慧、健美、长葆青春的法宝，也成为现代生活中防治疾病的一种手段，为越来越多的老年人选用。

5. 广场舞

广场舞适合身体灵巧有体力的老人。随着音乐，身体舞起来，全身都动起来，身体全部的细胞都得到运动，大汗淋漓一场，是运动后的畅快。广场舞还能陶冶情操，让老人们热爱音乐，重展生活热情。

6. 太极拳

太极拳是我国传统的健身运动项目，具有健身和延年益寿的功效，对防治慢性疾病有较好的效果，是适合于老年人的一种锻炼项目。首先，打太极拳时全神贯注，注意力高度集中，眼随手转，步随身换，动作圆滑、连贯、稳健、协调，动中取静，有利于大脑的休息；其次，有助于延缓肌力衰退，保持和改善关节运动的灵活性。

7. 医疗保健操

这套操也很适合，而且是全身运动，可以在客厅、阳台上做，学起来也不难，但时间长，大约要五六十分钟，而且五六十个动作不容易记。这套操对身体确实有好处，做起来比较自由，很随意，就是时间太长不易坚持。

8. 球类运动

适合于老年人锻炼的球类运动有健身球、乒乓球、羽毛球、网球、台球、门球和高尔夫球等，可根据个人的兴趣和爱好加以选择。

附件一　减肥期间常用食物清单

序号	食　物	序号	食　物
1	西兰花（绿菜花）	29	菜花（花椰菜）
2	海蜇皮	30	小葱
3	芥菜头（大头菜、水芥）	31	桃（白粉桃）
4	梨（糖水罐头）	32	白金瓜
5	桃	33	咸沙葱（蒙古韭）
6	什锦菜	34	白菜苔（菜苔、菜心）
7	垅船豆	35	乌菜（塌菜、塌棵菜）
8	洋姜（地姜、鬼子姜）	36	苋菜（青，绿苋菜）
9	哈密瓜	37	马兰头（马兰、鸡儿肠）
10	西瓜（京欣1号）	38	雪里蕻（腌，腌雪里红）
11	豆腐渣	39	茄子（绿皮）
12	韭芽（韭黄）	40	茭笋
13	圆白菜（甘蓝、卷心菜）	41	芥菜（酸）
14	青椒（灯笼椒、柿子椒）	42	芸豆（鲜）
15	狗芽菜	43	西瓜（寒瓜）
16	南瓜（饭瓜、番瓜、倭瓜）	44	西瓜（郑州3号）
17	小西胡瓜	45	橙子
18	草菇（大黑头、细花草）	46	韭菜
19	油菜	47	金针菇
20	莴笋	48	芥菜头（腌煮、煮菜）
21	辣椒	49	柠檬汁
22	茭白（茭笋、茭粑）	50	萝卜（红皮萝卜）
23	海参（水浸）	51	桃（金红桃）
24	黄瓜（酱黄瓜）	52	甜瓜（香瓜）
25	茴香菜（小茴香）	53	梨（酸梨）
26	芥菜（小叶芥菜）	54	荠菜（蓟菜）
27	菠菜（赤根菜）	55	海带（鲜，江白菜）
28	雪里蕻（雪菜、雪里红）	56	地衣（水浸）

（续）

序号	食 物	序号	食 物
57	籽瓜	87	苦菜（节节花、拒马菜）
58	玉米罐头（玉米笋）	88	柠檬
59	茎用芥菜（青菜头）	89	刀豆
60	黄河蜜瓜	90	梨（专把梨）
61	灵蜜瓜	91	杏
62	金塔寺瓜	92	苹果
63	豆汁（生）	93	河蚌
64	白瓜	94	榆钱
65	面西胡瓜	95	大头菜
66	豆腐脑（老豆腐）	96	李
67	竹笋（鞭笋、马鞭笋）	97	杏
68	荞菜（野荞）	98	姜
69	冬瓜	99	荷兰豆
70	节瓜（毛瓜）	100	葫子
71	笋瓜（生瓜）	101	木瓜
72	猴头菇（罐装）	102	四季豆（菜豆）
73	芹菜（水芹菜）	103	杨梅（树梅、山杨梅）
74	生菜	104	梨（木梨）
75	奶柿子西红柿	105	梨（库尔勒梨）
76	方瓜	106	豌豆苗
77	豆浆	107	豇豆（鲜）
78	萝卜缨（白）	108	豇豆（鲜、长）
79	芥菜（大叶芥菜）	109	红菜苔
80	观达菜（根达菜、恭菜）	110	榨菜
81	大白菜（酸，酸菜）	111	苴莲（茎蓝球茎、甘蓝）
82	大白菜（小白口）	112	桃（杨桃）
83	莴苣笋（莴苣）	113	豆奶
84	芹菜（白茎、旱芹、药芹）	114	冬寒菜（冬苋菜、冬葵）
85	梨（软梨）	115	萝卜（酱）
86	葫芦（长瓜、蒲瓜、瓠瓜）	116	青蒜

（续）

序号	食　物	序号	食　物
117	豆角	146	西葫芦
118	豆角（白）	147	菜瓜（生瓜、白瓜）
119	大葱（鲜）	148	芥蓝（甘蓝菜）
120	苤蓝（玉蔓菁）	149	竹笋
121	蒜（小蒜）	150	香菇（鲜，香蕈、冬菇）
122	草莓	151	姜（子姜、嫩姜）
123	苹果（旱）	152	萝卜（红皮萝卜）
124	梨（红肖梨）	153	苦瓜（凉瓜、赖葡萄）
125	鲜橘汁	154	茄子（长）
126	辣椒酱（辣椒糊）	155	番茄（西红柿、番柿）
127	蛤蜊	156	油菜薹
128	芹菜（叶）	157	果味奶
129	苋菜（紫苋菜、红苋）	158	菜节（油菜薹、油菜心）
130	芫荽（香菜、香荽）	159	蘑菇（鲜蘑）
131	黄皮果（黄皮）	160	蕹菜（空心菜）
132	萝卜（青萝卜）	161	竹笋（春笋）
133	竹笋（毛笋、毛竹笋）	162	平菇（鲜，糙皮）
134	茼蒿（蓬蒿菜、艾菜）	163	萝卜缨（小，红）
135	白菜（大白菜）	164	落葵（木耳菜、软浆叶）
136	木耳（水发、黑木耳、云耳）	165	莼菜（瓶装，花案板）
137	茄子	166	芹菜（茎）
138	萝卜（心里美）	167	丝瓜
139	金针菇（罐装）	168	萝卜
140	白兰瓜	169	萝卜（白，莱菔）
141	双孢蘑菇（洋蘑菇）	170	萝卜（水萝卜，脆萝卜）
142	蕨菜（腌）	171	汽水（橙汁汽水）
143	油豆角（多花菜豆）	172	番茄（罐头）
144	莴苣叶（莴笋叶）	173	蒜黄
145	芦笋（石刁柏龙须菜）		

附件二　越吃越瘦的 96 种高蛋白低脂肪低碳水化合物食物清单

序号	食　物	蛋白质（克/100克）	序号	食　物	蛋白质（克/100克）
1	骆驼掌	72.8	28	长毛对虾（大虾、白露虾）	18.5
2	墨鱼（干，曼氏无针乌贼）	65.3	29	罗非鱼	18.4
3	牛蹄筋	38.4	30	鱿鱼（水浸）	18.3
4	猪蹄筋	35.3	31	东方对虾（中国对虾）	18.3
5	牛蹄筋（熟）	35.2	32	基围虾	18.2
6	驴鞭（生）	29.7	33	鲀（绿鳍马面鲀、面包鱼）	18.1
7	骆驼蹄	25.6	34	牛肉（后腱）	18
8	火鸡胸脯肉	22.4	35	黄鳝（鳝鱼）	18
9	羊肉（青羊）	21.3	36	泥鳅	17.9
10	塘水虾（草虾）	21.2	37	鸭肫	17.9
11	鳐鱼（夫鱼）	20.8	38	舌鳎（花纹舌头）	17.7
12	田鸡（青蛙）	20.5	39	斑节对虾（草虾）	17.6
13	鳕鱼（鳕狭、明太鱼）	20.4	40	乌贼（鲜，枪乌）	17.4
14	烤麸	20.4	41	白米虾（水虾米）	17.3
15	鲍鱼（鳖鱼）	20.2	42	蛇（饭铲头蛇）	17.2
16	螺（红螺）	20.2	43	羊肉（里脊）	17.1
17	火鸡腿	20.1	44	羊心（青羊）	17
18	蛇鲻（沙丁鱼、沙鲻）	19.8	45	海虾	16.8
19	牛肉（后腿）	19.8	46	兔肉（野）	16.6
20	螺（东风螺、黄螺）	19.8	47	海参（鲜）	16.5
21	鸭肫（公麻鸭）	19.8	48	刺姑（红大虾）	16
22	蛇（过树榕蛇）	19.7	49	罗非鱼（越南鱼）	16
23	鹅肫	19.6	50	鲜贝	15.7
24	乌鳢（黑鱼、石斑鱼、生鱼）	19.5	51	蛇	15.7
25	龙虾	18.9	52	蛤蜊（秋）	15.6
26	火鸡肫	18.9	53	黄鳝（鳝丝）	15.4
27	对虾	18.6	54	墨鱼	15.2

（续）

序号	食　　物	蛋白质（克/100 克）	序号	食　　物	蛋白质（克/100 克）
55	蚌肉	15	76	鲜扇贝	11.1
56	鸭肉（胸脯肉）	15	77	螺（田螺）	11
57	蛤蜊（毛蛤蜊）	15	78	生蚝	10.9
58	蟹（踞缘青蟹）	14.6	79	章鱼（真蛸）	10.6
59	牛肚	14.5	80	中国鲨	10.3
60	蛇（水蛇）	14.4	81	江虾（沼虾）	10.3
61	乌鱼蛋	14.1	82	猪小肠	10
62	鲜赤贝	13.9	83	泥蚶（珠蚶、血蚶）	10
63	鸭血（白鸭）	13.6	84	鸡蛋白（乌骨鸡）	9.8
64	明虾	13.4	85	蛤蜊（沙蛤）	8.9
65	鸭血（公麻鸭）	13.2	86	鸡血	7.8
66	鸭血（母麻鸭）	13.1	87	蛤蜊（花蛤）	7.7
67	螺（石螺）	12.8	88	螺蛳	7.5
68	鲍鱼（杂色鲍）	12.6	89	蛏子	7.3
69	猪血	12.2	90	河蚬（蚬子）	7
70	蚶子（银蚶）	12.2	91	河蚌	6.8
71	田鸡腿（青蛙腿）	11.8	92	羊血	6.8
72	蟹肉	11.6	93	海参（水浸）	6
73	鸡蛋白	11.6	94	蛤蜊	5.8
74	虾虎（琵琶虾）	11.6	95	枸杞菜（枸杞地）	5.6
75	淡菜（鲜）	11.4	96	豆腐（内酯豆腐）	5

附件三 减肥期间常用饱腹感强的 125 种高膳食纤维食物清单

序号	食 物	膳食纤维 （克/100 克）	序号	食 物	膳食纤维 （克/100 克）
1	魔芋精粉（鬼芋粉、南星粉）	74.4	27	姜（干）	17.7
2	红果（干）	49.7	28	口蘑（白蘑）	17.2
3	松蘑（松口蘑、松茸）	47.8	29	黄豆（大豆）	15.5
4	竹笋（白笋、干）	43.2	30	可可粉	14.3
5	辣椒（红尖、干）	41.7	31	芝麻（黑）	14
6	冬菇（干，毛柄金线菌）	32.3	32	扁豆（白）	13.4
7	大红菇（草质红菇）	31.6	33	青稞	13.4
8	香菇（干，香蕈、冬菇）	31.6	34	西瓜子（话梅）	13.2
9	麸皮	31.3	35	菜花（脱水）	13.2
10	银耳（白木耳）	30.4	36	羊肚菌（干，狼肚）	12.9
11	木耳（黑木耳、云耳）	29.9	37	菠菜（脱水）	12.7
12	桑葚（干）	29.3	38	青豆（青大豆）	12.6
13	菜干（芥菜）	27.4	39	松子（生）	12.4
14	竹笋（黑笋、干）	27.2	40	松子（炒）	12.4
15	蕨菜（脱水）	25.5	41	廖花糖	11.5
16	普大香杏丁蘑	24.9	42	葱茎（脱水）	11.4
17	普中红蘑	24.6	43	玉兰片	11.3
18	珍珠白蘑	23.3	44	蚕豆（去皮）	10.9
19	香杏片口蘑	22.6	45	酸枣棘	10.6
20	发菜	21.9	46	芸豆（杂，带皮）	10.5
21	紫菜	21.6	47	榛蘑（假蜜环菌）	10.4
22	蘑菇（干）	21	48	豌豆	10.4
23	杏仁	19.2	49	黑豆（黑大豆）	10.2
24	枣（沙枣）	18.4	50	小麦（龙麦）	10.2
25	黄蘑	18.3	51	松子仁	10
26	葫芦条（干）	18.1	52	大麦（元麦）	9.9

（续）

序号	食 物	膳食纤维（克/100克）	序号	食 物	膳食纤维（克/100克）
53	芝麻（白）	9.8	82	辣酱（豆瓣辣酱）	7.2
54	芸豆（白）	9.8	83	芥末	7.2
55	榛子（干）	9.6	84	豇豆	7.1
56	核桃（干，胡桃）	9.5	85	黄豆粉	7
57	枣（干，大）	9.5	86	豌豆（花）	6.9
58	白菜（脱水）	9.4	87	豇豆（紫）	6.9
59	枣（乌枣）	9.2	88	杂豆	6.8
60	梨（软梨）	9.1	89	梨（库尔勒梨）	6.7
61	苔菜（苔条、浒苔）	9.1	90	竹笋（鞭笋、马鞭笋）	6.6
62	煎饼	9.1	91	眉豆（饭豇豆）	6.6
63	辣酱（郫县辣酱）	8.88	92	扁豆	6.5
64	油菜（脱水）	8.6	93	荞麦	6.5
65	芸豆（红）	8.3	94	茯苓夹饼	6.5
66	甜椒（脱水）	8.3	95	辣酱（香油辣酱）	6.4
67	榛子（炒）	8.2	96	绿豆	6.4
68	芫荽（脱水）	8.2	97	玉米面（黄豆玉米面）	6.4
69	玉米（白，包谷）	8	98	玉米（黄，包谷）	6.4
70	红豆馅	7.9	99	胡萝卜（脱水）	6.4
71	樱桃（野，白刺）	7.9	100	花生（炒）	6.3
72	山核桃（熟，小核桃）	7.8	101	核桃薄脆	6.2
73	花生（落花生、长生果）	7.7	102	枣（干）	6.2
74	金针菜（黄花菜）	7.7	103	玉米面（白）	6.2
75	小豆（红，红小豆）	7.7	104	葵花子（生）	6.1
76	豆粕	7.6	105	海带（干，江白菜）	6.1
77	黑洋酥	7.5	106	番石榴（鸡矢果、番桃）	5.9
78	葱头（紫皮，脱水）	7.5	107	芝麻酱	5.9
79	山核桃（干）	7.4	108	甜萝卜（甜菜头、糖萝卜）	5.9
80	花豆（紫）	7.4	109	豆豉（五香）	5.9
81	枣（密云小枣）	7.3	110	膨化豆粕（大豆蛋白）	5.9

（续）

序号	食　　物	膳食纤维 （克/100 克）	序号	食　　物	膳食纤维 （克/100 克）
111	绿豆面	5.8	119	花生仁（生）	5.5
112	苦荞麦粉	5.8	120	花豆（红）	5.5
113	枣（蜜枣）	5.8	121	西瓜子仁	5.4
114	豆肝尖	5.7	122	苦菜（节节花、拒马菜）	5.4
115	葱头（白皮，脱水）	5.7	123	毛核桃（鲜）	5.4
116	素鸡丝卷	5.6	124	燕麦片	5.3
117	小麦胚粉	5.6	125	梨（鸭广梨、广梨）	5.1
118	玉米面（黄）	5.6			

附件四 植物类高蛋白食物清单

序号	食 物	蛋白质 （克/100 克）	序号	食 物	蛋白质 （克/100 克）
1	腐竹皮	56.6	27	可可粉	24.6
2	奶豆腐（脱脂）	53.7	28	千张	24.5
3	淡菜（干）	47.8	29	大红菇（草质红菇）	24.4
4	奶豆腐（鲜）	46.2	30	豆豉（五香）	24.1
5	豆腐皮	44.6	31	葵花子（生）	23.9
6	腐竹	44.6	32	芥末	23.6
7	枝竹	44.5	33	面筋（水）（水面筋）	23.5
8	豆粕	42.6	34	脑豆	23.4
9	口蘑（白蘑）	38.7	35	芸豆（白）	23.4
10	膨化豆粕（大豆蛋白）	36.7	36	发菜	22.8
11	小麦胚粉	36.4	37	普大香杏丁蘑	22.4
12	黑豆（黑大豆）	36.1	38	绿豆	21.6
13	黄豆（大豆）	35.1	39	豆腐丝	21.5
14	青豆（青大豆）	34.6	40	桑葚（干）	21.1
15	香杏片口蘑	33.4	41	蘑菇（干）	21
16	南瓜子仁	33.2	42	松蘑（松口蘑、松茸）	20.3
17	黄豆粉	32.8	43	豌豆	20.3
18	西瓜子（炒）	32.7	44	小豆（红，红小豆）	20.2
19	西瓜子仁	32.4	45	香菇（干，香蕈、冬菇）	20
20	羊肚菌（干，狼肚）	26.9	46	榛子（干）	20
21	紫菜	26.7	47	豆浆粉	19.7
22	竹笋（白笋，干）	26	48	金针菜（黄花菜）	19.4
23	蚕豆（带皮）	25.4	49	豇豆	19.3
24	扁豆	25.3	50	芝麻酱	19.2
25	花生仁（生）	25	51	花豆（红）	19.1
26	杏仁	24.7	52	芝麻（黑）	19.1

（续）

序号	食　物	蛋白质（克/100 克）	序号	食　物	蛋白质（克/100 克）
53	扁豆（白）	19	81	大蒜（脱水）	13.2
54	苔菜（苔条、浒苔）	19	82	毛豆（青豆）	13.1
55	眉豆（饭豇豆）	18.6	83	薏米（薏苡、苡米）	12.8
56	普中红蘑	18.4	84	发芽豆	12.4
57	芝麻（白）	18.4	85	香油炒面	12.4
58	珍珠白蘑	18.3	86	豆腐（北）	12.2
59	素大肠	18.1	87	奶皮子	12.2
60	山核桃（干）	18	88	莜麦面	12.2
61	豆腐卷	17.9	89	黄酱（大酱）	12.1
62	冬菇（干，毛柄金线菌）	17.8	90	木耳（黑木耳、云耳）	12.1
63	花豆（紫）	17.2	91	蒲包干	12.1
64	莲子（干）	17.2	92	毛核桃（鲜）	12
65	高蛋白豆米粉	16.5	93	小麦（龙麦）	12
66	素鸡丝卷	16.5	94	通心面（通心粉）	11.9
67	黄蘑	16.4	95	金钱酥	11.4
68	豆腐干	16.2	96	樱桃（野，白刺）	11.4
69	麸皮	15.8	97	素鸡丝卷	11.2
70	辣椒（红尖，干）	15	98	小麦粉（标准粉）	11.2
71	燕麦片	15	99	鲜扇贝	11.1
72	核桃（干，胡桃）	14.9	100	腐乳（白）	10.9
73	卤干	14.5	101	谷子（龙谷）	10.9
74	松子（炒）	14.1	102	糜子（带皮）	10.6
75	素什锦	14	103	菠萝豆	10.4
76	大黄米（黍）	13.6	104	高粱米	10.4
77	豆瓣酱	13.6	105	臭干	10.2
78	松子仁	13.4	106	大麦（元麦）	10.2
79	菜干（芥菜）	13.3	107	青稞	10.2
80	白果	13.2	108	挂面（标准粉）	10.1

（续）

序号	食　物	蛋白质 （克/100 克）	序号	食　物	蛋白质 （克/100 克）
109	豆腐花	10	137	油菜（脱水）	7.6
110	银耳（白木耳）	10	138	美味香酥卷	7.5
111	沙子面	9.9	139	豌豆黄	7.5
112	五谷香	9.9	140	米粉（排米粉）	7.4
113	黄米	9.7	141	芫荽（脱水）	7.4
114	苦荞麦粉	9.7	142	糯米（江米）	7.3
115	榛蘑（假蜜环菌）	9.5	143	马铃薯粉（土豆粉）	7.2
116	黑米（稻米，紫）	9.4	144	糯谷（早糯）	7.1
117	山药（干）	9.4	145	桃酥	7.1
118	荞麦	9.3	146	稻谷（红）	7
119	姜（干）	9.1	147	空心果	6.8
120	饼干	9	148	百合（干）	6.7
121	蛋麻脆	9	149	蕨菜（脱水）	6.6
122	小米	9	150	菜花（脱水）	6.5
123	蛋糕	8.6	151	菠菜（脱水）	6.4
124	面条（标准粉）（切面）	8.5	152	花卷	6.4
125	麻花	8.3	153	葱茎（脱水）	6.3
126	面包	8.3	154	白菜（脱水）	6.2
127	芡实米（鸡头米）	8.3	155	豆腐（南豆腐）	6.2
128	巧克力	8.2	156	春卷	6.1
129	杂豆	8.2	157	合锦菜	6
130	豆腐	8.1	158	京式黄酥	6
131	糜子米（炒米）	8.1	159	三鲜豆皮	6
132	米粉（干，细）	8	160	德庆酥	5.9
133	玉米面	8	161	枣（沙枣）	5.9
134	山核桃（熟，小核桃）	7.9	162	江米条	5.7
135	馒头（蒸，标粉）	7.8	163	马铃薯丁（脱水）	5.7
136	甜椒（脱水）	7.6	164	枸杞菜（枸杞、地骨）	5.6

（续）

序号	食　　物	蛋白质（克/100克）	序号	食　　物	蛋白质（克/100克）
165	黑麻香酥	5.6	171	栗子（干）	5.3
166	葱头	5.5	172	马铃薯丝（脱水）	5.2
167	豆沙	5.5	173	面窝	5.2
168	苤蓝丝（酱）	5.5	174	青稞（甜胚子）	5.2
169	甜面酱	5.5	175	豆腐（内酯豆腐）	5
170	海冻菜（石花菜、冻菜）	5.4			

附件五　常见具有减脂功能的食物清单

序号	食　物	序号	食　物
1	荷叶	24	昆布提取物
2	茯苓	25	菊苣提取物
3	决明子	26	枳实提取物
4	山楂	27	荷叶提取物
5	香橼	28	车前子提取物
6	菊花	29	茶叶提取物
7	海藻	30	厚朴提取物
8	莱菔子	31	纤维素
9	枸杞子	32	谷类纤维
10	金银花	33	食用大豆纤维
11	紫苏	34	苹果醋结晶
12	普洱茶	35	茶多酚
13	乌龙茶	36	魔芋
14	菊粉	37	肉碱
15	番泻叶	38	大豆蛋白
16	绞股蓝	39	维生素 B_2
17	决明子提取物	40	维生素 B_1
18	何首乌提取物	41	维生素 B_6
19	泽泻提取物	42	维生素 C
20	螺旋藻粉	43	海洋鱼皮胶原钛粉
21	几丁聚糖	44	左旋肉碱
22	果糖	45	丙酮酸钙
23	壳聚糖	46	芦荟全叶干粉

附件六　万能减肥餐食谱

第一天　例如：客户体重 50 千克、女性

餐次	食物		食物重量	备注
早餐	主食：馒头		50×1 克＝50 克馒头	每天需摄入 500 克以上的蔬菜，尽量分配到三餐之中，每天需食用多种维生素 1 粒
	蛋白：鸡蛋		50×2 克＝100 克鸡蛋	
午餐	主食：米饭		50×2.5 克＝125 克米饭	
	蛋白：水浸金枪鱼		50×2 克＝100 克鱼	
晚餐	主食：米饭		50×2 克＝100 克米饭	
	蛋白：去皮卤鸡腿		50×2.5＝125 克鸡腿	

第二天　例如：客户体重 N 千克、女性

餐次	食物		食物重量	备注
早餐	主食：清汤面条		N×2 克	每天需摄入 500 克以上的蔬菜，尽量分配到三餐之中，每天需食用多种维生素 1 粒
	蛋白：茶叶蛋		N×1 克	
午餐	主食：米饭		N×2.5 克	
	蛋白：五香牛肉		N×2 克	
晚餐	主食：玉米		N×5 克	
	蛋白：烤鸡胸		N×2 克	

第三天　例如：客户体重 N 千克、女性

餐次	食物		食物重量	备注
早餐	主食：切片面包		N×1.5 克	每天需摄入 500 克以上的蔬菜，尽量分配到三餐之中，每天需食用多种维生素 1 粒
	蛋白：茶叶蛋		N×1 克	
午餐	主食：米饭		N×3 克	
	蛋白：煎鸡胸		N×3 克	
晚餐	主食：馒头		N×1.5 克	
	蛋白：豆腐		N×3 克	

第四天　例如：客户体重 N 千克、女性

餐次	食物		食物重量	备注
早餐	主食：玉米		N×5 克	每天需摄入 500 克以上的蔬菜，尽量分配到三餐之中，每天需食用多种维生素 1 粒
	蛋白：煮鸡蛋		N×1 克	
午餐	主食：米饭		N×2.5 克	
	蛋白：清蒸鱼		N×3 克	
晚餐	主食：米饭		N×2 克	
	蛋白：牛排		N×3 克	

（续）

第五天	例如：客户体重 N 千克、女性		
早餐	主食：红薯	N×2 克	每天需摄入 500 克以上的蔬菜，尽量分配到三餐之中，每天需食用多种维生素 1 粒
	蛋白：煮鸡蛋	N×1 克	
午餐	主食：米饭	N×2.5 克	
	蛋白：清炒虾仁	N×3 克	
晚餐	主食：米饭	N×2 克	
	蛋白：三文鱼	N×2 克	

注：此食谱可以选用任意一天，不需按顺序，也可以选择一天的食谱，连续吃七天。

第一天	例如：客户体重 70 千克、男性		
餐次	食物	食物重量	备注
早餐	主食：馒头	70×1 克＝70 克馒头	每天需摄入 500 克以上的蔬菜，尽量分配到三餐之中，每天需食用多种维生素 1 粒
	蛋白：鸡蛋	70×2 克＝140 克鸡蛋	
午餐	主食：米饭	70×3 克＝210 克米饭	
	蛋白：水浸金枪鱼	70×3 克＝210 克鱼	
晚餐	主食：米饭	70×2.5 克＝175 克米饭	
	蛋白：去皮卤鸡腿	70×2 克＝210 克鸡腿	

第二天	例如：客户体重 N 千克、男性		
早餐	主食：清汤面条	N×2.5 克	每天需摄入 500 克以上的蔬菜，尽量分配到三餐之中，每天需食用多种维生素 1 粒
	蛋白：茶叶蛋	N×1 克	
午餐	主食：米饭	N×3 克	
	蛋白：五香牛肉	N×2 克	
晚餐	主食：玉米	N×6 克	
	蛋白：烤鸡胸	N×2 克	

第三天	例如：客户体重 N 千克、男性		
早餐	主食：切片面包	N×2 克	每天需摄入 500 克以上的蔬菜，尽量分配到三餐之中，每天需食用多种维生素 1 粒
	蛋白：茶叶蛋	N×1 克	
午餐	主食：米饭	N×3 克	
	蛋白：煎鸡胸	N×3 克	
晚餐	主食：馒头	N×2 克	
	蛋白：豆腐	N×3 克	

（续）

第四天	例如：客户体重 N 千克、男性		
早餐	主食：玉米	N×6 克	每天需摄入 500 克以上的蔬菜，尽量分配到三餐之中，每天需食用多种维生素 1 粒
	蛋白：煮鸡蛋	N×1 克	
午餐	主食：米饭	N×3 克	
	蛋白：清蒸鱼	N×3 克	
晚餐	主食：米饭	N×2.5 克	
	蛋白：牛排	N×3 克	
第五天	例如：客户体重 N 千克、男性		
早餐	主食：红薯	N×3 克	每天需摄入 500 克以上的蔬菜，尽量分配到三餐之中，每天需食用多种维生素 1 粒
	蛋白：煮鸡蛋	N×1 克	
午餐	主食：米饭	N×3 克	
	蛋白：清炒虾仁	N×3 克	
晚餐	主食：米饭	N×2.5 克	
	蛋白：三文鱼	N×3 克	

注：此食谱可以选用任意一天，不需按顺序，也可以选择一天的食谱，连续吃七天。

图书在版编目（CIP）数据

健康管理之体重管理／高修鹏著．—北京：中国
农业出版社，2020.8
 ISBN 978-7-109-27058-9

Ⅰ.①健…　Ⅱ.①高…　Ⅲ.①减肥－基本知识　Ⅳ.
①R161

中国版本图书馆 CIP 数据核字（2020）第 123727 号

中国农业出版社出版

地址：北京市朝阳区麦子店街 18 号楼
邮编：100125
责任编辑：赵　刚
版式设计：王　晨　责任校对：赵　硕
印刷：北京中兴印刷有限公司
版次：2020 年 8 月第 1 版
印次：2020 年 8 月北京第 1 次印刷
发行：新华书店北京发行所
开本：720mm×960mm　1/16
印张：14.75
字数：224 千字
定价：58.00 元
